医疗与健康运作管理丛书

丛书主编 李金林 冉 伦

RESEARCH ON
OUTPATIENT APPOINTMENT SCHEDULING FOR
HEALTHCARE SERVICE PROVIDER

医疗机构的门诊预约调度优化研究

张文思 著

北京理工大学出版社
BEIJING INSTITUTE OF TECHNOLOGY PRESS

内 容 简 介

本书立足于当前我国全面实施预约诊疗的背景，针对门诊预约领域存在的诸多问题和挑战，考虑患者的行为特征，建立门诊预约调度优化模型，设计门诊预约策略和患者调度方案，以提高医疗资源使用率，提升患者满意度。

本书的读者对象包括但不限于管理科学、工业工程、医院管理等专业的本科生、研究生和教师以及医院管理人员。

版权专有　侵权必究

图书在版编目（CIP）数据

医疗机构的门诊预约调度优化研究／张文思著. -- 北京：北京理工大学出版社，2022.2

（医疗与健康运作管理丛书／李金林，冉伦主编）

ISBN 978-7-5763-0825-9

Ⅰ．①医… Ⅱ．①张… Ⅲ．①医院 - 门诊 - 医药卫生管理 - 研究 Ⅳ．①R197.323.2

中国版本图书馆 CIP 数据核字（2022）第 010859 号

出版发行 ／ 北京理工大学出版社有限责任公司
社　　址 ／ 北京市海淀区中关村南大街 5 号
邮　　编 ／ 100081
电　　话 ／ （010）68914775（总编室）
　　　　　　（010）82562903（教材售后服务热线）
　　　　　　（010）68944723（其他图书服务热线）
网　　址 ／ http：//www.bitpress.com.cn
经　　销 ／ 全国各地新华书店
印　　刷 ／ 三河市华骏印务包装有限公司
开　　本 ／ 710 毫米 × 1000 毫米　1/16
印　　张 ／ 10　　　　　　　　　　　　　责任编辑 ／ 申玉琴
字　　数 ／ 153 千字　　　　　　　　　　　文案编辑 ／ 申玉琴
版　　次 ／ 2022 年 2 月第 1 版　2022 年 2 月第 1 次印刷　责任校对 ／ 周瑞红
定　　价 ／ 72.00 元　　　　　　　　　　　责任印制 ／ 李志强

图书出现印装质量问题，请拨打售后服务热线，本社负责调换

前　言

随着国民经济的发展，我国医疗卫生事业不断发展壮大，医疗卫生费用快速增长，与此同时，由于经济、社会发展水平的提高和城镇化的推进，我国城镇人口、老龄人口比例不断升高，人们对医疗卫生服务水平的要求也不断提高，医院在提高运营效率方面面临着持续的挑战。

门诊作为医疗服务体系的关键服务资源之一，是患者就医过程中最早接触的场所，门诊资源调度是否高效直接影响着后续部门以及整个医院的运作效率。但是，目前大部分医疗机构都面临着门诊需求量大而运营效率低、患者等待时间长而就诊时间短的问题。为缓解门诊资源供需矛盾，提高医疗资源利用率，预约挂号服务得到了高度重视和推广，与之相关的预约调度研究成为当前医疗运营管理领域的热点问题。因此，如何高效调度和运作有限的医疗资源，引导患者有序就医，成为门诊预约调度研究的首要任务。

门诊预约调度是一个复杂的决策过程，存在病种多、需求繁杂、患者行为不确定等问题。由于门诊患者病种多、人群杂，即使同一病种患者，由于年龄、身体状况等的不同，所需要的服务时间也会呈现一定的差异；此外，已预约患者在就诊提前期内可能会产生取消预约行为或在就诊当天出现爽约、迟到，这都在一定程度上增加了门诊预约调度的难度。为此，本书考虑不同类型患者的需求，针对服务时间和行为特征不同的异质患者，设计门诊预约策略，优化患者调度方案。

本书共分为7章。第1章绪论，主要在介绍本书研究背景和意义的基础上，提出医疗门诊预约调度的相关概念和本书的研究框架与章节安排。第2章全面回顾了与本书相关的文献研究。第3章针对服务时间不同的异质患者，考虑患者取消预约和爽约的行为特征，基于马尔可夫决策过程建立动态规划模型，求解了患者在不同预约阶段的容量限制，给出了异质患者的动态门诊预约策略。第4章考虑服务时间和爽约行为特征不同的患者，建立混合整数规划模型设计了患者的序贯预约调度方案，实现门诊预约在线优化。第5章考虑患者服务时间的不确定性，建立随机混合整数规划模型，求解了患者的最优预约时间和服务顺序。第6章考虑了患者的不守时行为，基于随机过程理论，构建了不守时程度不同的异质患者预约调度模型，并设计了最优的患者预约调度方案。第7章对全书内容进行总结，并提出了未来研究展望。

本书针对门诊预约调度中的关键问题，考虑患者服务时间和行为特征的异质性，对门诊预约策略和患者调度方案进行优化，研究结果在一定程度上丰富和完善了医疗运营管理领域尤其是门诊预约调度的理论和方法体系，研究结果可实施性强，可为医院完善门诊预约挂号制度、合理调度门诊资源提供理论依据和决策支持，有助于医院降低门诊运营成本，提高医疗资源利用率和患者满意度，全面提升医疗服务质量。

本书的相关研究工作得到了国家自然科学基金重点项目（71432002）的资助以及教育部人文社会科学研究项目（18YJCZH247）、山东省自然科学基金项目（ZR2021QG019）、山东省社会科学基金项目（18DGLJ01）的支持。

由于作者水平有限，书中难免有不妥或疏漏之处，敬请专家、读者指正。

目 录

第1章 绪论 ·· 1

1.1 研究背景 ··· 1
1.2 研究意义与目的 ··· 3
1.3 研究内容与全书框架 ··· 5
1.4 本书特色与主要创新之处 ··· 8
1.5 本章小结 ··· 9

第2章 门诊预约调度概述及国内外研究现状 ······················· 10

2.1 门诊预约调度问题概述 ··· 10
2.2 门诊预约调度优化的主要研究问题 ····························· 12
   2.2.1 门诊预约能力分配 ·· 12
   2.2.2 门诊预约时间 ·· 14
   2.2.3 患者服务顺序 ·· 15
2.3 门诊预约调度影响因素 ··· 16
2.4 门诊预约调度优化方法 ··· 19
   2.4.1 基于排队论的医疗预约调度 ································ 20
   2.4.2 基于仿真的预约调度优化 ··································· 21
   2.4.3 基于数学规划的预约调度 ··································· 22
2.5 国内外研究现状总结及启示 ······································· 26
2.6 本章小结 ··· 27

第3章 基于异质患者行为特征的动态预约策略 ·········· 28

- 3.1 引言 ·········· 28
- 3.2 问题描述与符号规定 ·········· 29
- 3.3 预约过程动态模型构建与求解 ·········· 32
  - 3.3.1 基于动态规划的预约过程建模 ·········· 32
  - 3.3.2 模型简化与性质分析 ·········· 37
  - 3.3.3 启发式算法 ·········· 41
- 3.4 数值算例 ·········· 44
  - 3.4.1 不同预约方案结果分析 ·········· 44
  - 3.4.2 参数变化对启发式预约策略的影响 ·········· 50
- 3.5 本章小结 ·········· 54

第4章 固定预约时间间隔的异质患者序贯预约调度 ·········· 56

- 4.1 引言 ·········· 56
- 4.2 问题描述与符号规定 ·········· 58
- 4.3 异质患者调度方案 ·········· 59
  - 4.3.1 不考虑超订的患者调度方案 ·········· 60
  - 4.3.2 允许超订的患者调度方案 ·········· 66
  - 4.3.3 超订水平的确定 ·········· 68
- 4.4 患者动态到达的序贯预约调度启发式算法 ·········· 69
- 4.5 数值算例 ·········· 72
- 4.6 本章小结 ·········· 78

第5章 随机服务时间下的异质患者预约调度 ·········· 80

- 5.1 引言 ·········· 80
- 5.2 问题描述与符号规定 ·········· 81
- 5.3 模型分析与求解 ·········· 83
  - 5.3.1 不考虑患者排序的调度方案 ·········· 85
  - 5.3.2 考虑患者排序的调度方案 ·········· 88
  - 5.3.3 患者服务时间分布卷积的简化计算 ·········· 92

5.4　数值算例 …………………………………………………… 93
   5.5　本章小结 …………………………………………………… 101

第6章　存在患者不守时的预约调度优化 …………………………… 102

   6.1　引言 ………………………………………………………… 102
   6.2　问题描述与符号规定 ……………………………………… 103
   6.3　患者不守时模型的构建与求解 …………………………… 105
   　　6.3.1　指数分布到达时间间隔的模型 …………………… 105
   　　6.3.2　非指数分布到达时间间隔的模型 ………………… 116
   　　6.3.3　患者准时到达下的预约调度方案 ………………… 119
   6.4　数值算例 …………………………………………………… 121
   6.5　本章小结 …………………………………………………… 131

第7章　结论与展望 …………………………………………………… 132

   7.1　总结 ………………………………………………………… 132
   7.2　研究展望 …………………………………………………… 134

参考文献 ………………………………………………………………… 136

图 目 录

图 1.1　本书框架 ·· 7
图 3.1　患者预约流程 ·· 31
图 3.2　基于动态规划的患者预约策略 ································ 46
图 3.3　基于启发式算法的患者预约策略 ···························· 47
图 3.4　患者单位收益对期望利润的影响 ···························· 48
图 3.5　患者取消预约成本对期望利润的影响 ···················· 49
图 3.6　医生加班成本对期望利润的影响 ···························· 49
图 3.7　患者爽约成本和爽约率对期望利润的影响 ············ 50
图 3.8　第一类患者单位收益对预约策略的影响 ················ 51
图 3.9　第二类患者单位收益对预约策略的影响 ················ 51
图 3.10　第一类患者取消预约成本对预约策略的影响 ······ 52
图 3.11　第二类患者取消预约成本对预约策略的影响 ······ 53
图 3.12　医生加班成本对预约策略的影响 ························· 53
图 3.13　第二类患者爽约成本和爽约率对预约策略的影响 ········ 54
图 4.1　不同预约周期下的医生期望空闲时间 ···················· 77
图 4.2　不同预约周期下的医生期望加班时间 ···················· 77
图 4.3　不同预约周期下的患者等待时间 ···························· 78
图 5.1　不同参数下算法结果比较 ······································· 95
图 5.2　算法 5.4 与 SAA 算法获得的患者调度方案对比 ··· 99
图 6.1　系统预约状态转移过程 ··· 107
图 6.2　分配给患者的服务时间 ··· 128
图 6.3　患者预计服务开始时间 ··· 128
图 6.4　加班成本对患者服务时间的影响 ··························· 129
图 6.5　等待时间成本对患者服务时间的影响 ··················· 129
图 6.6　系统中非准时到达的患者数量 ······························· 130

表 目 录

表 3.1　患者请求预约概率和取消预约概率 ································ 44
表 3.2　不同预约策略的期望利润 ·· 45
表 4.1　最优解与启发式算法结果 ·· 73
表 4.2　不同预约模式下的期望成本 ·· 75
表 4.3　不同预约模式下的患者等待时间 ···································· 75
表 4.4　不同预约模式下的医生空闲时间 ···································· 76
表 4.5　不同预约模式下的医生加班时间 ···································· 76
表 5.1　不考虑医生加班时间的调度方案与期望成本比较 ············· 94
表 5.2　不同参数下的期望成本比较 ·· 95
表 5.3　算法 5.4 与 SAA 结果对比 ··· 98
表 5.4　不同患者数量下算法 5.4 与 SAA 结果对比 ···················· 100
表 6.1　单位收益对系统期望利润的影响 ·································· 122
表 6.2　患者等待成本对系统期望利润的影响 ··························· 124
表 6.3　医生加班成本对系统期望利润的影响 ··························· 125
表 6.4　服务率对系统期望利润的影响 ····································· 126

第 1 章 绪 论

1.1 研究背景

《中国的医疗卫生事业》白皮书指出,健康是促进人的全面发展的必然要求;在中国这个有着 13 亿多人口的发展中大国,医疗卫生关系亿万人民健康,是一个重大的民生问题。党的十八大以来,提出了健康国家建设的战略目标,把"健康中国"建设上升为国家战略,把健康置于优先发展的位置;十九大报告在此基础上进一步提出要深化医药卫生体制改革,全面建立优质高效的医疗卫生服务体系。

随着国民经济的发展,我国医疗卫生事业不断发展壮大,医疗卫生费用快速增长,《2020 年我国卫生健康事业发展统计公报》显示,2020 年全国卫生总费用达到 72 306.4 亿元,人均卫生费用从 2001 年的 393 元增长到 2020 年的 5 146.4 元,年均复合增长率约为 14.5%[1]。尽管如此,与其他发达国家相比,我国的医疗卫生水平仍存在较大差距:2020 年我国医疗卫生费用仅占 GDP 总额的 7.12%,而发达国家医疗卫生费用占 GDP 比重平均在 10% 以上[2]。中国作为一个人口大国,需要用世界 3% 的医疗资源解决世界上 22% 人口的医疗卫生健康问题[3],"看病难、看病贵"的情况屡见不鲜,多数医院存在就诊环节繁杂、医疗服务资源匮乏等问题,医疗服务资源调度缺乏科学、有效的管理。因此在大幅度增加医疗卫生投入的同时,提升卫生领域运作效率的问题也迫在眉睫[4]。此外,随着经济、社会发展水平的提高和城镇化的推进,我国城镇人口、老龄人口比例不断升高,人们对医疗卫生的需求水平不断提高,生育政策的调整也使得我国医疗服务市场的需求迅速增长，医疗需求朝个性化、多样化发展，医院在提高运营效率方面面临着持续的挑战[5]；卫生改革的不断发展和深入，也对医院管理和医疗服务等提出了新的更高的要求。医疗需求的不断增加，医疗投入与供给不足且资源分布不均，医疗服务机构运作效率较低是造成我国当前"看病难"的主要原因，而医疗投入的提高和医疗资源分配的改善是一个循序渐进的过程，短时间内无法得到解决，因此如何在现有条件下，科学统筹管理医疗服务机构，优化资源配置，提高医疗资源利用率，成为缓解医疗供需矛盾的可行办法。

门诊作为医疗服务体系中的关键服务资源之一，是患者在就医过程中最频繁接触的场所，也是看病难问题最集中的场所[6]。统计数据显示，2010—2019 年，全国医疗卫生机构诊疗人数由 58.37 亿人次增长至 87.2 亿人次，患者诊疗需求逐年增加，年均增幅约为 5.49%；相对快速增长的医疗服务需求，供给的增长步伐却较为缓慢，2010—2019 年，全国医疗机构数量由 849 140 个增长至 1 007 545 个，年均增长率仅为 2.07%，医疗资源的投入落后于需求的增长，造成了门诊资源供不应求的现状[1,7]。由于门诊环节较多、流程烦琐，就诊高峰期患者排队挂号、交费和拿药的时间长，医生问诊和检查时间短的"三长两短"现象时有发生，据统计，医生有效诊疗时间仅占门诊时间的 10%~15%。门诊的服务效率会直接影响后续服务质量甚至整个医院的运作效率[3]，因此如何合理优化门诊的资源配置，提高医疗资源使用率，对于医疗服务机构的运作管理至关重要。

为缓解当前国内诸多大型公立医院挂号难的现状，在新医改的不断推进和云计算、移动互联网等新一代信息技术的快速发展下，门诊预约挂号服务得到高度重视及推广。国家卫生和计划生育委员会于 2009 年出台《关于在公立医院施行预约诊疗服务工作的意见》，鼓励推进门诊预约挂号服务；2015 年印发《进一步改善医疗服务行动计划的通知》以及《进一步改善医疗服务行动计划实施方案（2015—2017 年）的通知》，进一步提出推进预约诊疗服务，要求扩大预约比例，全面推行分时段预约；2017 年年底进一步印发了《进一步改善医疗服务行动计划（2018—2020 年）》，提出未来 3 年要在全国推广建立预约诊疗制度。国务院办公厅 2018 年印发了《促进"互联网+医疗健康"发展的意见》，强调到 2020 年二级以上医院应普遍提供分时段预约诊疗；2019 年印发《关于加强三级公立医院绩效考核工作的意见》指出，改善医疗服务行动计划的关键任务包括建立科学的门诊预约制度，缩短患者等待就诊时间，优化预约流程；国家卫生健康委员会《2019 年深入落实进一步改善医疗服务行动计划重点工作方案》中同样强调，要力争预约时段精准到 30 分钟，缩短患者按预约时间到达医院后等待就诊的时间。2020 年年初，突如其来的新型冠状病毒肺炎疫情加速了预约诊疗服务的全面推广：2020 年 4 月，国务院印发《关于进一步巩固成果提高医疗机构新冠肺炎防控和救治能力的通知》，指出各地要大力支持医疗机构加强信息化建设，开展预约挂号、预约检查和预约治疗，合理分配就诊时间，实现分时段预约就诊，减少人群现场聚集；通知强调要将预约诊疗纳入医疗机构制度建设，逐步扩大预约范围，最终实现非急诊患者全部"先预约、后就诊"的目标。

随着预约诊疗服务政策的实施，国内各大医院相继开展了预约挂号服务，并取得一定成效。国家卫生计生委例行新闻发布会通报，截至 2016 年 2 月，全国三级医院平均预约诊疗率已达到 32.1%，上海市三级公立医院门诊预约就诊率高达 76%，自统一预约挂号平台开通以来，北京市属医院整体预约挂号率已从 2012 年的 52.2% 提高到 2018 年的 88%。2020 年以来，为加强新冠疫情防控工作，缩短患者在医院的逗留时间，全国各医院纷纷发布相关措施，全面实施非急诊分时段预约挂号诊疗。预约诊疗改变了就诊者来医院时间管理上的不确定性，让错峰诊疗成为可能，从而在节约患者等候时间、均衡医疗资源使用上都能发挥作用。预约挂号服务已经成为医院改善医疗服务质量、提升医院人力及医疗设备等资源利用效率、解决医疗服务资源难题、节约医院运行成本的重要切入点，与之相关的预约调度问题也成为医疗服务管理者和学术界关注的重点和热点。

1.2 研究意义与目的

随着新医改的持续深入和预约挂号服务的推广，我国医疗门诊资源利用效率得到了一定程度的提高，但是号源稀缺、知名专家号"一号难求"、就诊等待时间长等问题依然存在，门诊预约调度问题研究任重道远。首先，由于门诊患者病种多、人群杂，不同病种患者所需要的就诊时间存在差异，甚至同一病种不同年龄、性别的患者对服务时间的需求也不同，这在一定程度上增加了门诊预约调度的难度，因此如何根据不同类型患者的需求对门诊资源进行高效的调度是门诊预约调度的关键问题之一。其次，由于预约提前期较长，已预约患者在就诊提前期内可随时取消预约，就诊当天患者爽约、迟到现象也十分普遍：以门诊爽约为例，据统计，华北地区某三甲医院，2018 年通过微信平台、医院官网预约挂号的患者中，爽约率为 16.16%，其中外科和皮肤科爽约率高达 55.56% 和 33%。患者取消预约、爽约或迟到等行为因素在门诊预约过程中广泛存在，患者行为的不确定性会导致门诊运营不畅、医生工作时间增加、患者满意度下降等问题，从而造成医疗服务机构成本的增加和医疗资源利用率的降低。此外，近年来分级诊疗、老年人医养结合等深化我国新医改的重大举措所带来的转诊优先接诊、老年人绿色通道诊疗需求，进一步加剧了患者类型的复杂性和需求的不确定性，也为门诊预约调度带来新的挑战。

本书中将服务时间或行为特征存在差异的患者称为异质患者，拟在总结与分析相关研究的基础上，立足于当前我国全面推行预约诊疗的背景，考虑门诊预约领域存在的诸多问题和挑战，针对患者爽约、取消预约、不守时等行为特征，建立异质患者的门诊预约调度模型，设计门诊预约策略，优化患者调度方案，以提高医疗资源使用率，提升患者满意度，从而全面提高门诊服务效率，推动门诊预约体系的发展和完善。具体研究意义如下。

（1）理论意义

考虑门诊预约问题中患者服务时间和行为特征的不同，运用动态规划、随机优化、马尔可夫决策、随机过程、收益管理等理论和方法建立异质患者的门诊预约调度模型，设计启发式算法对预约策略和患者调度方案进行优化，在一定程度上丰富和完善了医疗运作管理尤其是门诊预约调度的理论和方法体系，促进医院运作效率和管理水平的提高。

（2）实践意义

本书研究内容以预约挂号服务的推广与全面实施为背景，以门诊患者为研究对象，对门诊预约体系进行优化并给出相应的预约策略与建议，研究结果可实施性强,可为医院全面推行门诊预约诊疗服务提供依据,并为医院完善预约体系、合理调度患者提供决策支持,从而降低医院门诊运营成本,提高运作效率和医疗资源利用率,进一步提高患者满意度,提升医疗服务质量,增强医院竞争力。

1.3 研究内容与全书框架

本书在门诊预约调度现有研究的基础上,考虑患者由于服务时间、行为特征的不同而表现出的患者异质性,根据患者的预约过程,建立基于动态规划、最优化方法等的门诊动态预约调度模型,并设计算法求解最优预约策略和患者调度方案,以提高医疗资源利用率和患者满意度,全面提升医疗服务效率和服务水平。具体研究内容如下。

(1) 基于异质患者行为特征的动态门诊预约策略

针对服务时间不同且取消预约及爽约的行为特征存在差异的患者,基于马尔可夫决策过程(Markov Decision Process,MDP)设计门诊预约策略。由于门诊资源具有易逝品的特性,引入收益管理理论中能力分配的研究方法,利用超订的方式应对患者取消预约或爽约的行为,以最大化系统期望利润为目标建立动态规划模型,求解预约阶段不同状态空间下的最优预约策略,当患者发出预约请求时根据系统当前状态立刻决定是否接受该患者。由于动态规划的状态空间过于庞大,基于模型性质将原问题进行近似以降低状态空间维度,并设计启发式算法进行求解,获得患者动态预约策略。最后通过蒙特卡罗模拟对启发式算法和动态规划的结果进行比较,验证启发式算法的有效性,并分析参数变动对最终结果的影响。

(2) 固定预约时间间隔的异质患者序贯调度

在研究内容(1)的基础上,对服务时间和爽约率不同的异质患者服务顺序进行决策,以最小化预约系统的时间成本。假设患者预约时间间隔固定(即就诊当天患者到达时间间隔固定),首先在给定患者集合的情况下,考虑患者爽约行为,设计患者最优服务顺序,并基于该排序规则设计患者动态到达时的序贯调度方案,当患者发出预约请求时决定是否接受该预约请求,同时为接受预约请求的患者安排预约时间(即预计服务开始时间)。进一步地,对服务时间差异较大的患者选择不同的预约时间间隔,采用分块、分时调度的模式,以减少医生空闲时间和加班时间。

(3) 随机服务时间的异质患者预约调度与排程

将研究内容(1)和(2)扩展至服务时间随机的患者预约调度问题,以服务时间服从不同分布函数的异质患者为研究对象,结合患者爽约的行为特征,建立随机混合整数规划模型。引入库存理论相关方法,在两个患者预约系统的基础上设计算法求解多个患者预约系统的调度方案,并通过调整等待时间成本系数对算法进行修正,确定分配给各个患者的服务时间。进一步地,考虑患者的最优排序问题,基于启发式排序方法,同时对患者预约调度和排程进行求解,确定各个患者的到达时间。

(4) 考虑患者不守时行为的预约调度

考虑患者到达时间提前或晚于其预计服务开始时间的情况,假设患者不守时程度相互独立,患者实际到达时间间隔是以预约时间间隔为均值的随机变量。利用随机过程的理论与方法,将系统状态变化表示为连续时间的马尔可夫链,在此基础上计算患者等待时间和医生加班时间,建立优化模型设计不守时程度不同的患者预约调度方案,以最小化系统时间成本。最后,通过数值算例对患者守时和不守时行为下的预约调度方案进行对比。

根据上述研究内容,全书框架如图 1.1 所示。收集并分析现有门诊预约调度相关文献,结合实际调研结果,归纳梳理患者的行为特征,在此基础上,针对患者服务时间和行为特征的异质性,分别从患者服务时间为确定型变量和随机变量两个角度切入研究。

对服务时间为确定型变量的门诊预约调度问题,假设所有患者均在服务开始前到达系统,针对服务时间不同的患者求解存在患者取消预约和爽约行为的门诊动态预约策略,获得不同预约状态下各类患者的预约数量限制。为减少患者等待时间、缓解诊疗室的拥堵,将模型扩展至患者动态到达的序贯预约调度,首先在固定预约时间间隔的假设下,优化患者服务顺序,在此基础上求解患者的序贯预约调度方案,在患者发出预约请求时立即决定是否接受该预约,同时为接受预约的患者指派就诊当天到达系统的时间,实现患者的在线调度。

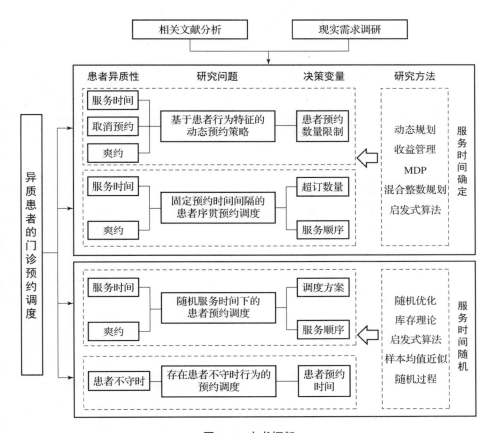

图 1.1 本书框架

进一步地，考虑患者服务时间服从随机分布的预约调度模型，在患者准时到达系统的假设下，患者的异质性体现在服务时间随机分布函数和患者爽约率的不同，基于库存理论求解两个患者的预约系统，进一步将问题扩展至存在多个患者的情况，设计启发式算法，确定患者最优服务开始时间。针对实际情况中，患者往往会发生提前或晚于预约时间到达的现象，基于患者不守时行为的异质性，利用随机过程理论获得系统预约的状态转移矩阵，建立优化模型设计不守时患者的调度方案，确定患者到达时间，以最小化患者等待时间成本和医生空闲与加班时间成本。

1.4 本书特色与主要创新之处

针对医疗服务中的门诊预约调度问题，基于患者服务时间或行为特征的异质性，运用收益管理、动态规划、混合整数规划、随机优化、随机过程等理论和方法，设计动态门诊预约策略和患者调度方案，主要特色与创新之处包括以下几点。

(1) 建立了考虑异质患者行为特征的门诊预约策略动态规划模型，设计了求解该模型的启发式算法

模型综合考虑了患者服务时间、取消预约以及爽约行为特征的异质性，得出了患者动态到达的预约策略，当且仅当患者带来的收益大于当前该患者的机会成本和取消预约的边际期望成本之和时，决策者接受该患者的预约请求。由于动态规划模型状态空间维度较高，设计启发式算法，求解了化简后的近似问题，并通过蒙特卡罗仿真验证了算法的有效性。数值计算结果显示当患者爽约率、爽约成本或取消预约成本较高时，会减少为该类患者分配的预约容量，当患者单位收益增加时，会为其预留更多的预约容量。

(2) 建立了异质患者的门诊预约调度混合整数规划模型，求解得到了患者预约时间间隔固定下的调度方案，基于此提出了患者动态到达时的序贯预约调度方案

模型考虑了患者服务时间和爽约行为的异质性，在患者预约时间间隔固定的假设下，优化患者预约调度方案，以最小化患者等待时间成本和医生空闲与加班时间成本。在此基础上，根据患者的动态预约过程设计序贯预约调度方案，在患者发出预约请求时立即为接受预约的患者指派相应的就诊时间，实现患者的在线调度。进一步地，提出将服务时间差异较大的患者进行分类、分时调度的预约方案，并通过算例说明该调度方案可以减少医生加班和空闲时间。

(3) 建立了异质患者的门诊预约调度随机混合整数规划模型，基于库存理论设计启发式算法，求解得到了服务时间随机的患者预约调度方案

模型考虑了患者服务时间随机且服从不同分布函数的情况，从库存理

论的视角出发，得到了包含两个患者的预约系统最优服务时间一阶条件，并将求解思路应用于多个患者的预约调度问题，将患者分为两组作为两个单独的患者，设计启发式算法，优化患者的调度方案和服务顺序，确定各个患者的服务开始时间。在将多个患者作为一个整体时，将连续分布离散化，根据离散卷积公式计算多个患者服务时间总和的概率分布。

（4）建立了基于随机过程的不守时患者预约调度优化模型，求解得到了患者不守时到达假设下的最优预约调度方案

模型考虑了患者不守时行为的异质性，允许患者提前或晚于其预约时间到达系统，并假设相邻患者实际到达系统的时间间隔与预约时间间隔相关，证明了当服务时间服从指数分布时，系统预约状态为连续时间的马尔可夫链。以最小化患者等待时间成本和医生加班时间成本为目标，求解了不守时患者的预约调度方案。结果表明，与患者准时到达的调度方案比较，当患者存在不守时行为时，系统会为患者安排更早的预计服务开始时间；给定预约调度方案，不守时患者更倾向于提前到达系统。

1.5 本章小结

本章对门诊预约问题的研究背景加以阐述，分析了我国门诊预约领域面临的关键问题，指出采用优化的理论与方法对门诊预约策略和异质患者调度方案提供决策支持的必要性，并给出了全书的研究框架、研究意义、研究内容和创新点。

第 2 章　门诊预约调度概述及国内外研究现状

2.1　门诊预约调度问题概述

预约管理系统的研究工作已经延续了 60 多年，其中一个重要的应用领域便是在医疗服务运作系统，例如门诊预约挂号、手术排程、病床调度等[8]。医疗服务运作系统中的预约调度本质上可以看作一类不确定条件下的资源分配问题，患者从开始挂号、就诊，到各种检查、住院、手术等各个环节，都要涉及对不同医疗资源的使用[3,9]。

医疗运作中的预约调度是指对患者预先提出的诊疗要求，管理者根据患者服务时间长度、到达方式、行为特征等特点设计预约规则，确定每个时间段内安排患者数量并指定患者到达时间间隔，以提高患者满意度和医院服务效率，使患者和医院双方利益均达到最优化[4]。预约调度需要在保证医疗服务及时性的前提下保证服务效率，而服务的及时性是决定患者满意度的关键指标[10]。为达到这一目的，医疗资源的预约调度需要在不增加医院资源的情况下，采取一定的优化手段，通过对医疗服务的关键资源（门诊、手术室、病床及其他诊疗设备等）进行合理调配，增加患者满意度，并使医疗资源得到充分利用。

门诊是患者在就诊过程中最早、最频繁接触的场所，其服务效率和服务质量会直接影响后续部门甚至是整个医院的工作效率，因此门诊资源的调度与优化一直是医疗服务运作管理研究的重点和热点[11]。与其他医疗资源如手术室、病床等的预约调度不同，门诊预约调度的对象是具有不同行为特征和需求的患者，对患者的预约调度需要侧重预测与引导[4]。结合我国医疗服务体系的现状，门诊资源的预约调度有如下特点。

（1）门诊需求量大，门诊资源供不应求现象突出

由于我国人口基数大，门诊需求量也相应较高。以2019年为例，2019年全国医疗卫生机构总诊疗数量达87.2亿人次（比上年增长4.9%），其中医院38.4亿人次，基层医疗卫生机构45.3亿人次。巨大的门诊需求带来了医生、医疗资源的供不应求，"挂号难"情况时有发生[1]。此外，数据显示，2019年基层医疗卫生机构门诊量比上年增加2.7%，而医院门诊量比上年增加7%，其中三级医院诊疗量提高11.3%，说明医院门诊量增速快于基层门诊量，患者向大型三级医院、优质医疗资源如知名专家号、资深医师等集中，更加剧了门诊资源的供需矛盾[12]。

（2）门诊病种多，需求多样性高

门诊作为患者接受服务的第一道窗口，所面临的患者病种众多，且不同类型患者数量差异较大。此外，患者病情的不同导致患者所需就诊时间长度也有显著不同，即使对于同一病种，患者年龄、体质、初诊或复诊等的差异也会带来就诊时间的不同。因此如何在预约过程中结合患者需求的多样性，设计预约策略和调度规则以提高服务效率，是门诊预约的关键问题之一。

（3）患者行为不确定性高

由于患者预约提前期较长，且患者在预约挂号时通常并不需要立即付费，导致患者预约挂号的随意性增大[13]，患者可在就诊日之前随时取消预约，或由于忘记预约安排，就诊当天未在规定的时间内出现，产生患者爽约行为。Defife等（2010）[14]指出，在心理诊疗室的预约中，爽约率达到了21%；Dreiher等（2008）[15]指出，在妇科诊室中已预约患者在就诊当天的爽约率高达30%。梁峰等（2020）[16]提到，由于国内的门诊预约服务推行时间不长，患者的预约诚信意识有待加强，尤其是在副主任医师和主治医师的预约过程中，爽约率在部分医院甚至达到了30%。此外，由于交通堵塞、天气状况等，患者可能会晚于预计服务开始时间到达，产生医生空闲时间；部分患者为尽早得到治疗，获得更好的服务，可能会提前到达医院，造成诊室的拥堵。患者取消预约、爽约、不守时到达等行为的不确定性会降低患者满意度和门诊服务效率与服务水平。目前的预约诊疗制度对患者行为缺乏约束力，患者行为受外界因素影响大并具有一定的随机性，

难以通过模型精确预测，加大了对门诊患者预约调度的难度。

（4）门诊就诊流程多，各环节服务压力大

患者在门诊需要经历挂号、候诊、就诊、缴费、检查、取药等环节，在这一过程中，任何一个环节出现患者拥堵都会带来整个门诊服务效率的降低，从而增加患者等待时间，降低患者满意度，也为门诊资源管理带来不便。调查显示，患者到达医院的时间往往比较集中，会带来挂号、就诊、缴费等的高峰期，加剧了门诊的拥堵。因此如何引导患者分时段就诊，缓解高峰期拥堵也是门诊预约调度需要重点关注的问题。

2.2 门诊预约调度优化的主要研究问题

自 Bailey（1952）[17]和 Lindley（1952）[18]的开创性工作以来，医疗领域中的门诊预约调度受到了越来越多学者的关注。Cayirli 和 Veral（2003）[19]、Gupta（2007）[20]、Gupta 和 Denton（2008）[10]、Erdogan 和 Denton（2011）[21]、Ahmadi-Javid 等（2017）[22]已对医疗领域的预约调度问题进行了详细的文献综述，大部分预约调度的研究主要集中在以下几个方面：①确定患者最优预约数量的能力分配问题[23,24]；②在已知预约患者总数的情况下，为患者安排最优就诊时间[25,26]；③患者的服务顺序的优化[8,27]。

2.2.1 门诊预约能力分配

由于供需能力的不匹配，决策者需要决定如何将有限的门诊资源分配给不同类型的患者（如初诊患者、复诊患者、当天到达患者等），以最大程度满足患者需求并提高资源使用效率。此类问题的目标函数多为系统效用或收益最大化。能力分配也称为提前调度[28]，是收益管理理论的主要研究内容之一，最早应用于航空舱位控制，核心思想是将有限的资源分配给不同类型的顾客，在最大程度满足需求的同时提高资源利用率[29]。Subramanian 等（1999）[30]将研究扩展到了顾客爽约率、取消预约率与顾客类型相关的情形，并设计了相应的最优控制策略。考虑到医疗资源的有限性和患者需求的随机性，越来越多的学者将航空舱位控制的理论应用到了预约调度问题中，如 LaGanga 和 Lawrence（2007）[31]，Muthuraman 和 Lawley（2008）[32]。

与传统的航空舱位控制不同，医疗领域的资源分配具有其显著的特点。首先，医疗资源分配会对患者的间接等待时间（即患者预约时间和实际就诊时间差）产生影响[10,33]。其次，由于医疗资源分配和预约调度常常交叉在一起，所以资源分配过程常常与预约调度一起进行，决策者在进行决策时，不仅需要确定是否接受患者的预约，同时还要确定患者在就诊当天接受服务的时间。最后，不同于航空舱位控制，医疗资源的服务容量不是绝对固定的，允许医生通过超时工作对已接受预约的患者进行服务[23]。Gerchak 等（1996）[34]在患者服务时间随机的假设下，利用无限期的马尔可夫决策过程研究了当天到达的紧急患者需求随机时择期手术患者数量，Gupta 和 Wang（2008）[35]考虑了多个医生、固定服务能力的情况下结合患者对医生的选择偏好决定是否接受患者预约的问题，并建立有限期的马尔可夫过程，通过随机动态规划求解。Patrick 等（2008）[36]以最小化患者等待成本为目标，利用近似动态规划将有限的医疗资源分配给不同优先权的患者，Erdelyi 和 Topaloglu（2009）[37]在此基础上对患者保护水平进行求解，Sauré（2012）[38]把问题进一步扩展到多种预约请求和多服务时间长度的情形，并引入医生加班时间成本。近年来，排队模型、网络模型也开始用于门诊调度的能力分配问题中，如 Creemers 等（2012）[39]以批量服务排队模型为研究对象，假设患者到达与时间相关，设计最优分配方案以最小化患者期望等待时间成本，Nguyen 等（2015）[40]利用网络流方法对初诊患者和复诊患者的分配方案进行优化。

此外，如何将有限的服务资源分配给当天到达患者和提前预约患者的混合预约策略也引起了广泛的关注。Qu 等（2012）[41]建立了均值—方差模型对分配给当天到达患者的比例进行优化，从而同时实现提高诊疗患者数量和减少需求波动性的目的，进一步地，Qu 等（2013）[42]指出当天患者最优比例依赖于开放式预约（open access）需求和服务能力的比值以及预约患者在就诊当天出现概率和开放式预约的比值。Balasubramanian 等（2014）[43]说明了提前预约患者在队列中的位置对当天患者就诊的数量和混合门诊预约系统的连续性有显著影响。梁峰等（2020）[16]考虑患者爽约行为和当天到达患者，基于收益管理思想建立了超订策略下的门诊预约存量控制模型。

2.2.2 门诊预约时间

门诊预约时间即系统为患者安排的服务开始时间，也是患者预计到达时间。决策者通过确定患者开始接受服务的时间使预约系统评价指标达到最优，常见系统评价指标有时间成本[44]、收益[45]、效用和患者满意度[46]等。门诊预约时间的确定包括在线/序贯调度和离线/同时调度[22]。对于离线调度，患者调度方案在观察到所有患者需求后做出，而在线调度中患者在到达系统发出预约请求时，即为其指派就诊当天的到达时间[47,48]。相邻患者门诊预约时间的时间差称为预约时间间隔，表示系统为患者分配的服务时间，患者实际服务时间与分配的服务时间不匹配会产生患者等待时间或医生空闲时间。与传统的机器调度问题不同，对于医疗运作中的预约调度，一旦预约排程确定以后，即使医生或其他医疗资源处于空闲状态，预约工作也不会提前开始[10]。若分配给患者较短的服务时间，可以提高医疗资源的使用效率，减少医疗资源闲置，但同时会带来患者等待时间的延长；而若分配给患者较长的服务时间，可以减少患者等待时间，但会带来医疗资源闲置的可能。因此设计预约调度机制时需要权衡患者等待时间和医疗资源空闲时间以及医生加班工作时间；由于服务持续时间的波动性，导致预约的实际开始时间以及患者等待时间不确定[49]。因此如何设计合理有效的预约调度系统，确定患者的门诊预约时间，使患者等待时间和服务闲置时间最小化的同时提高医疗资源利用率，是门诊预约调度需要重点解决的问题。

Ahmadi-Javid 等（2017）[22]将确定门诊预约时间的方法分为基于调度规则（Rule-based Approach，RBA）和基于优化（Optimaizaiton-based Approach，OBA）两类。Cayirli 和 Veral（2003）[19]在总结其他研究的基础上，将门诊预约调度分为单批量、单批量固定间隔、单批量固定间隔且首批安排多位患者、多批量固定间隔、多批量固定间隔且首批安排多位患者、可变批量固定间隔、单批量可变间隔七种常用的预约调度规则，决策者可预先给定多个就诊时间槽（Time Slot），当患者发出预约请求时根据预先给定的时间间隔决定患者的服务开始时间。

基于调度规则的门诊预约方式易于实施,在目前门诊预约系统中应用广泛,然而调度规则往往为启发式的,调度方案不能保证为全局最优解,因此相关研究开始采用优化方法确定患者的门诊预约时间[50-53]。Wang(1993)[54]在患者服务时间为独立同分布的指数变量时,指出最优预约时间间隔服从先增加并维持在一个较高水平然后逐渐递减的"dome"形模式,Robinson 和 Chen(2003)[55]、Denton 和 Gupta(2003)[56]、Kaandorp 和 Koole(2007)[26]、Kuiper 和 Mandjes(2015)[57]也对"dome"形的预约模式进行了说明,其中 Robinson 和 Chen(2003)[55]将这一结果扩展到了服务时间服从一般分布的情形,Kupier 和 Mandjes(2015)[57]研究了两阶段的治疗过程。Klassen 和 Yoogalingam(2009)[58]通过仿真说明若预约时间间隔为整数,则最优预约方案呈现"plateau-dome"形状,即中间部分分配给各个患者的服务时间间隔相等。基于优化方法获得的方案大多能实现全局最优或近似最优,但由于得到的最优方案往往比较复杂,决策者会根据最优预约调度方案设计易于实施的预约规则[47]。

2.2.3 患者服务顺序

在求解预约时间的研究中,多数文章假设预先给定患者服务顺序,只有少数研究同时考虑了患者预约时间间隔和服务顺序[27,59,60],或者利用启发式排序方案确定患者排序,在此基础上对患者预约时间间隔进行优化[44,61,62]。LaGanga 和 Lawrence(2012)[63]证明了当患者等待时间成本关于等待时间为凸时最优服务顺序为先到先服务(FCFS),Erdogan 等(2015)[59]通过数值计算进一步说明了当患者等待时间成本和服务时间分布相同时先到先服务顺序的有效性。当患者服务时间分布不同时,将患者按照随机服务时间方差的增序进行排列的方式取得了较好的效果[44]。Kemper 等(2014)[62]和 Mak 等(2015)[44]分别在患者服务时间分布属于一族分布(如指数分布)以及仅知道患者服务时间的均值和支撑集的情况下对方差增序服务顺序的有效性加以说明。Berg 等(2014)[61]验证了服务时间和爽约率增序的患者服务顺序的最优性,Erdogan 等(2015)[59]指出当爽约率较低时,可将方差增序作为患者近似最优排序。Qi(2017)[64]的数值结果显示,患者服务顺序依赖于患者和医生的容忍阈值,当患者的容忍阈值很小时，应首先对服务时间方差和均值较低的患者提供服务，反之亦然。Mancilla 和 Storer（2012）[60]基于 Benders 分解算法获得了比方差增序效果更好的患者排序方案，但同时指出，求解该问题需要较长的计算时间。Zacharias 和 Pinedo（2014）[47]根据患者爽约率和患者权重的函数作为排序指标，设计了一种新的排序方法。

当患者服务时间和行为特征各不相同时，同时考虑患者服务时间和排序的模型往往为 NP-hard 问题[60]，难以在多项式时间内求解；而一个完整的预约系统既需要对患者预约时间间隔优化，同时也需要决定患者的服务顺序，因此如何根据模型性质设计近似最优的启发式排序方案，是后续研究的重点。

2.3 门诊预约调度影响因素

在门诊预约调度中，需要考虑不同的环境因素，这些内部或外部因素均会对最优预约调度方案造成影响，现根据主要研究内容从以下几个方面对门诊预约调度的影响因素进行说明。

（1）患者爽约与取消预约

患者爽约（No-show）、取消预约（Cancellation）等行为特征会对门诊预约的最终实现过程带来诸多不确定性[65-67]，因此如何根据患者的行为特征设计有效的预约机制，也成为了研究学者重点关注的问题。现有研究主要集中在患者爽约、取消预约等行为下的最优预约量安排[38,68]，以及针对不同类型患者最优预约日期的确定[69]等方面。若患者提前取消预约，此时由于距离就诊日时间较长，取消预约的患者占用的资源被释放，并可用于新发出预约请求的患者[28,33,68]；若患者出现最后一分钟取消预约，此时没有新患者到达，会造成资源的浪费。Wang 和 Gupta（2011）[70]基于患者爽约的影响因素，将患者爽约行为分为齐次、等待时间相关、患者类型相关、服务类型相关和时间相关五类，Samorani 和 LaGanga（2015）[71]指出天气条件也是患者爽约率的影响因素之一。

Ho 和 Lau（1999）[72]研究了患者爽约率、服务时间变动系数和单位服务时间患者数量三个变量对预约调度规则的影响。结果表明，当考虑多种变量时，可以有效地降低患者等待时间。还有部分学者研究了患者行为与预约规则的关系。如 Gallucci 等（2005）[69]认为预约延迟时间（从发出预约到实际就诊之间的时间，即患者的间接等待时间）越长，患者爽约率越大；Muthuraman 和 Lawley（2008）[32]发现预约时间段的不同也会对患者爽约率造成影响。

为应对患者的爽约行为，决策者主要采用减少预约时间间隔和患者超订两种方式以消除患者爽约带来的负面影响[10,19]。Liu 和 Ziya（2014）[73]基于经典排队论模型，考虑患者爽约率与间接等待时间的相关关系，设计了相应的超订机制。

（2）患者异质性（Heterogeneity）

在门诊预约调度问题中，患者的部分特征如优先级、治疗时间、病种、治疗方案甚至爽约率可根据历史数据和医生经验得到，因此可将患者根据上述不同特征进行分类，作为决定患者服务时间间隔、服务顺序、优先权的依据[19]。

同时考虑患者异质性和行为特征的研究相对较少。Zacharias 和 Pinedo（2014）[47]研究了患者爽约率和等待时间成本不同的异质患者的预约调度准则。Lee 等（2018）[74]基于两类患者服务时间和爽约率的不同，通过模块调度（Block Scheduling）研究了门诊预约时段调度问题。上述两个模型均是在全部患者需求已知的假设下建立的，并在给定患者数量时给出最优排序，并未考虑患者的动态到达过程和取消预约的行为。Schütz 和 Kolisch（2013）[28]考虑了服务时间不同的患者存在取消预约和爽约等行为特征时的医疗资源分配问题，通过马尔可夫决策过程建立动态规划模型，设计最优动态预约策略，并通过仿真对参数进行分析；但由于计算维度的复杂性，文章并没有给出模型的性质分析。

（3）患者服务时间的不确定性

在门诊预约问题的研究中，往往假定患者服务时间为一个固定值或随机变量[10]，患者可以为齐次患者，也可为异质患者。对服务时间确定的门诊预约调度问题，主要研究患者随机到达、爽约等行为对预约策略的影响，当患者服务时间随机时，如何分配患者服务时间使患者等待时间、医生加班时间和空闲时间最小化，是现有研究重点关注的问题[75]。Kuiper 等（2015）[57]将服务时间分布近似为相位分布对最优预约调度方案进行求解，

Chakraborty 等（2010）[76]研究了服务时间服从一般分布的在线预约调度问题，并指出当假设患者服务时间服从 Gamma 分布时可以节省计算时间。Kong 等（2013）[77]针对单服务台的预约调度问题，在给定患者服务顺序的假设下，基于患者服务时间的均值和方差建立分布式鲁棒优化模型，确定分配给患者的服务时间。Begen 和 Queyranne（2011）[50]研究了离散服务时间的随机预约调度，指出在简化成本的条件下可在多项式时间内获得最优整数调度方案，在此基础上，Begen 等（2012）[78]在患者服务时间分布未知时利用样本平均近似方法对预约时间进行求解。Kemper 等（2014）[62]研究了凸损失函数、随机服务时间的患者调度问题。

（4）患者不守时行为

患者的不守时表示患者预约时间和实际到达时间的偏差[22]。根据这一定义，患者不守时包括患者提前到达（即早于预约时间到达）和患者迟到（即晚于预约时间到达）。患者迟到会带来医生的空闲时间成本，并造成后续患者的积压，Mercer（1960，1973）[79,80]、Klassen 和 Yoogalingam（2009）[58]研究了考虑患者迟到行为的门诊预约调度；而统计数据显示，患者为尽早得到治疗，往往更倾向于提前到达服务系统[9]。患者提前到达会加剧候诊区的拥堵，还会带来患者到达顺序与预约顺序不一致的情况，此时医生需要决定是服务当前提前到达的患者还是等待还未到达的预约患者，即出现"wait - preempt"困境[22]。Samorani 和 Ganguly（2016）[81]在两个患者的假设下对这一问题进行了分析，并给出了不同时刻医生的最优选择，并将该模型扩展至多个患者的情况。Zhu 等（2018）[82]同时考虑了患者服务时间的随机性、多种患者类型及患者不守时行为，设计了相应的预约调度策略。Pan 等（2021）[83]考虑了患者不守时、爽约以及随机服务时间等因素，采用无偏梯度估计的仿真优化方法提出了最优的患者实时排序策略。

（5）患者选择偏好

在门诊预约调度中，患者会对就诊时间和医生存在选择偏好，且不同患者的选择偏好不同，甚至同一个患者在不同阶段对医生和就诊时间的偏好也不同[70]。当患者预约到其期望的医生或稀缺医疗资源比如专家号、主任医师号时，患者满意度较高，其取消预约的概率和就诊当天爽约的概率往往比较低，而当患者没有预约到自己偏好的时间段或医生时，患者期望效用会降低，就诊当天爽约的概率也会较大[35]。Wang 和 Gupta（2011）[70]根据患者选择偏好的更新动态设计预约系统，提高系统期望收益。Feldman 等（2014）[84]采用多元 Logit 模型描述患者偏好，患者可在给定的时间集合内选择其偏好的就诊时间。Yan 等（2015）[85]提出了同时考虑患者选择偏好和公平性的模型，证明了当服务时间服从指数分布时目标函数为单模，数值结果表明，当允许患者选择偏好时会减少加班时间和患者等待时间，但会带来医生空闲时间的增加。Wang 和 Fung（2015）[86]指出，当考虑患者偏好和选择行为时会获得更高的期望收益。梁峰和邓博文（2021）[87]考虑到患者对于医生和时段的双重偏好，基于价值函数量化不同患者对预约结果的主观感知价值，使用累积前景理论提出了门诊预约调度机制的优化设计方案。

（6）门诊打断

门诊打断（Interruption）包括急诊患者到达、书写就诊记录等，主要分为抢占型和非抢占型两类[22,88,89]。非抢占型打断发生在两个门诊患者就诊之间，抢占型打断发生在患者正在问诊时。抢占型打断又可以分为抢占—重复和抢占—继续。抢占—重复类型中，治疗过程从独立的前一医疗服务后重复进行，此类型的打断在医疗检查中广泛存在，比如在心电图检查中，仪器在设定的区间内连续记录患者的心率和心脏活动情况，如果中途被打断，需要从开始节点重新开始。在抢占—继续类型中，医疗服务从被打断的节点继续进行。Luo 等（2012）[90]研究了允许急症患者暂时打断预约的服务系统，且打断预约的需求以概率随时间变化的泊松过程出现，分别利用拉普拉斯变换法和积分因子法求解不同调度系统的最小费用，数值计算结果显示：忽略打断政策的系统平均费用最高；在急诊率不高的情况下，可以通过适当调整平均服务时间来抵消急诊的影响。

2.4 门诊预约调度优化方法

现有文献关于医疗服务运营中患者预约调度优化的研究方法主要集中在排队论、仿真优化和数学规划[9,91]。

2.4.1 基于排队论的医疗预约调度

预约系统是典型的排队论问题，Bailey（1952）[17]提出的病人调度预约准则为预约排队系统的研究开创了先河。Lindley（1952）[18]在患者到达时间间隔和服务时间服从一般分布的假设下，采用G/G/1排队模型分析了单服务台的患者等待时间，并指出患者在指定预约时间内到达会显著减少其等待时间。Jansson（1966）[92]研究了D/M/1的排队模型，基于患者等待时间的分布，设计排队机制以最小化患者等待成本和医生空闲成本。Soriano（1966）[93]比较了患者固定到达的假设下，服务时间服从Gamma分布的个体稳态等待时间分布和多模块多负载因子固定区间预约调度。Mercer（1960）[79]允许患者延迟到达，并用一般分布刻画了患者的迟到行为，得到了单服务台指数服务时间的稳态队列长度。Mercer（1973）[80]将这一研究进一步扩展至患者批量到达、多阶段服务以及一般服务时间的排队模型。

Brahimi和Worthington（1991）[94]将单服务台系统推广到有限容量的多服务台排队模型，考虑患者是非齐次到达的（即患者到达率与时间相关），且服务时间服从一般离散分布，并利用基于马尔可夫链的算法得到系统中依赖于时间的患者数量分布。Pegden和Rosenshine（1990）[95]研究了有限到达量和指数服务时间的S(N)/M/1模型，证明了平均等待时间是预约时间间隔的凸函数，并制定了医院门诊病人的时序安排策略。Liu L.和Liu X.（1998）[96]研究了多名医生的排队系统，其中医生的到达时间随机，文章利用动态规划得到了最优模块规模，并将动态情形下的结果应用到静态问题中去。Liu和Ziya（2014）[73]利用排队论设计了基于患者爽约面板数据的超订机制。以往研究往往假定患者只接受单一服务，而在实际操作中，患者需要在医院接受一系列服务。基于此，Kuiper和Mandjes（2015）[57]研究了患者依次接受多项服务的排队系统，目标是最小化患者等待时间和工作人员闲置时间。类似的研究者还有Luo等（2014）[97]。

国内关于门诊预约调度的研究起步相对较晚，其中彭迎春等（2005）[98]基于排队论，根据各项指标推算合理的服务台数，并模拟计算出患者等待成本与医院服务成本之和的最优值。韩新焕等（2008）[99]采用排队论模型，确定出合理的门诊医疗资源配置。卢林发等（2009）[100]提出了一个可测试不同预约排队策略对医院满意度影响程度的优化模型。

2.4.2 基于仿真的预约调度优化

由于仿真方法在刻画复杂排队系统并反映环境变量方面的优势，相当一部分学者选择采用仿真建模的方法对预约调度问题进行求解。Bailey（1952）[17]最早将仿真优化的理论应用于预约调度领域，基于蒙特卡罗模拟确定患者的最优预约时间间隔。Ho 和 Lau（1992）[101]运用仿真实验分析，通过对医院门诊病人不同的服务时间和序列安排，实现医院的总成本的最小化；文献分析了最小化病人等待成本和医生空闲成本的门诊预约安排策略，比较了 9 种门诊预约策略的优劣。Sciomachen 等（2005）[102]建立了离散事件仿真模型对住院及出院患者数量、超订患者数量、手术室资源利用率等进行了研究。Glowacka（2009）[103]通过关联规则对患者爽约率进行预测，将预测结果应用于仿真确定最优服务患者数量和排序规则。White 等（2011）[104]基于离散事件仿真探究患者预约策略和能力分配策略之间的相互作用，以及它们如何影响不同的绩效测量指标，指出将服务时长和方差较小的患者指派至服务周期初始阶段可以在减少患者等待时间的同时保证医疗资源利用率。Lin 等（2011）[105]、Schütz 和 Kolisch（2012）[106]利用仿真优化方法对 MDP 模型中的贝尔曼方程进行近似，确定患者爽约情形下接受预约的患者最优数量。其他相关研究成果可参见 Ballard 等（2006）[107]、Baumgart 等（2007）[108]、Bowers 和 Mould（2004，2005）[109,110]、Wullink 等（2007）[111]的研究。

除门诊预约调度外，蒙特卡罗模拟在手术排程方面也取得了丰富的研究成果。Lebowitz（2003）[112]分别利用手术时间均值和标准差，通过蒙特卡罗模拟比较了不同手术顺序对患者等待时间、医生加班时间和手术台闲置时间的影响，指出：由于持续时间短的手术固有变异性低于持续时间长的手术，因此首先进行所需时间短的手术可最大限度地保证其他手术的准点率，减少患者等待时间，并在不控制手术数量的情况下最小化医生的加班时间，提高手术室资源的利用率。Lamiri 等（2008）[113]提出了一种结合蒙特卡罗模拟和混合整数规划的方法，解决了存在择期手术和紧急手术两种手术类型需求时的规划问题。Zhang 和 Xie（2015）[114]基于离散事件仿真研究了多手术室预约调度总成本的样本路径梯度，并基于所提出的随机近似算法获得全局最优解。其他相关研究可参见 Denton 等（2006）[115]、Hans 等（2008）[116]的研究。

国内基于仿真优化的预约调度研究方面，孙庆文等（2012）[117]运用 HIS 系统提取上海某医院心血管内科的门诊数据确定排队模型参数，建立分时段预约挂号策略下混合队列和分立队列两种排队规则的仿真模型，研究结果表明：分时段就诊可以有效缩短患者候诊时间，而患者候诊队列排队方案应根据科室的具体情况进行选择。张政等（2012）[118]针对手术室调度的四个优化指标建立了相应的线性优化模型，并采用蒙特卡罗方法考虑手术时间的不确定性，利用 CPLEX 软件进行数值求解，证明了所提出方法的有效性。

2.4.3 基于数学规划的预约调度

（1）基于收益管理思想的预约调度

在医疗预约调度问题中，除需要考虑服务时间、到达时间间隔等问题外，患者选择行为也是需要重视的一个重要因素，如患者对不同预约时间是否有偏好，患者对选择医生的忠诚度等[35]。随着患者行为研究的兴起，针对患者爽约、取消预约、急诊打断等的研究也逐渐增多。病人未到会导致系统空闲带来医生空闲成本；而急诊打断会增加病人的等待时间，导致诊室拥堵。如何降低两者的影响是管理者亟待解决的问题。为更系统全面地分析、解决此类问题，越来越多的学者将航空收益管理中的思想引入到医疗预约调度问题中。Venkataramu（2005）[119]以最大化期望利润为目标函数，研究了收益管理框架下的康复中心预约调度问题。LaGanga 和 Lawrence（2007）[31]将收益管理中的超订策略运用至预约系统，验证了合理的超订可补偿患者爽约造成的损失并降低医生的空闲时间。Muthuraman 和 Lawley（2008）[32]以最小化患者等待时间、最大化资源使用效率和最小化每天等待患者人数为目标，考虑了存在超订和患者爽约的情况下患者的最优预约安排策略。Zeng 等（2010）[46]研究了爽约概率不同的患者超订策略问题，建立了超订模型并求解出优化结果。Green 和 Savin（2008）[120]研究了患者最后一分钟取消预约问题，并为该问题建立了一个单服务台排队模型，得到队列规模的静态分布，并给出计算结果以对未来相关工作进行指导。Patrick 等（2008）[36]基于不同患者的优先权设计了患者动态调度方法，将当前可用容量分配给新到达的患者，通过马尔可夫决策过程建立模型，考虑到动态规划求解空间过大，采用近似动态规划求解其等价线性模型，通过仿真对该动态调度方案的有效性进行验证。Dobson 等（2011）[24]利用收益管理理论，给出了为紧急患者预留的资源数量。Ratcliffe 等（2012）[121]考虑门诊预约中患者的爽约、临时取消和延误等情况，建立了门诊预约容量控制和超订联合模型，分别对两种不同爽约率的患者进行预约数量控制以使得利润最大化。LaGanga 和 Lawrence（2012）[63]则研究了超订对患者爽约情况的补偿作用。和传统观念中认为应该保留部分预订以保证急诊接待率不同，作者提出适当的超订可以平衡服务超订患者产生的加班成本和患者等待成本。Zacharias 和 Pinedo（2014）[47]分别考虑了静态和动态两种情况，研究了具有不同爽约率和不同权重的患者预约调度中的超订问题。梁峰和徐苹（2020）[122]以医院在检查设备方面收益最大化为目标，建立有限时域马尔可夫决策模型，并结合动态规划理论得出系统最优的预约排程策略。其他相关研究还可见 Guy 等（2012）[123]、Geraghty 等（2007）[124]、刘阳和耿娜（2018）[125]、Lu 等（2018）[126]的研究。

在国外，一般情况下患者都有选定的家庭医生（Primary-care Provider，PCP），而一旦家庭医生的预约数量达到其预约上限时，患者可能会选择转向其他医生，即发生转诊（referral）。Gupta 和 Wang（2008）[35]考虑了系统中有多名医生的情况，患者对不同医生和服务时间的偏好不同，利用收益管理领域的顾客选择模型，建立了相应的患者选择模型，并利用马尔可夫决策方法求解。Feldman 等（2014）[84]将患者对就诊时间的偏好加以考虑，同时考虑患者的爽约行为，分别建立了不依赖于当前预约状态的静态模型和基于当前预约状态的动态模型，并给出启发式求解算法。

不同于国外的情况，国内医院就诊为"提前预约+当天挂号"相结合的方式。陈超等（2010）[127]在经典两阶段容量控制模型的基础上，结合社区医院的特点，分别建立了病床管理中的两阶段和多阶段容量控制模型。罗太波等（2011）[128]基于收益管理的方法，运用马尔可夫决策过程理论和动态规划方法，建立了包含普通医生和专家医生的门诊预约挂号的存量控制优化模型,实现了号源在预约和现场窗口挂号的合理分配。曹萍萍和唐加福(2014)[129]、曹萍萍等(2015)[130]分别在单个医生和多个医生的假设下,建立马尔可夫决策模型,以最大化期望收益为目标,在允许患者取消预约的情形下设计了提前预约患者和当天到达患者的最优能力分配策略。

(2) 基于随机优化和鲁棒优化的预约调度

Denton(2003)[56]建立两阶段动态线性规划模型来寻找最优预约时间间隔,研究证明了诊疗时间前段和后段患者预约时间间隔短、中间段患者预约时间间隔长,总体呈现"dome"形状的预约时间规则会大幅提高效率。这一理论影响深远,至今仍被广泛应用。

由于医疗资源的供需不平衡和医疗服务时间的随机性,医疗预约调度问题的难点之一在于匹配需求和服务能力,这与库存控制所研究的问题是类似的,因此有学者将库存和供应链的概念和理论引入预约调度问题。Weiss(1990)[131]最早利用报童模型构造了一个两患者系统的预约调度问题,并给出了最优预约时间的闭式解,指出最优排序方案是按照服务时间方差增序对患者提供服务。Robinson 和 Chen(2003)[55]将该模型推广到了多名患者的情况,提出了一个包含两个参数的启发式近似算法。Green 等(2006)[132]利用随机动态规划建立了考虑紧急患者的门诊预约调度模型,并给出实时调度和分配容量的最优准则。Cayirli 等(2012)[133]利用非线性回归设计了一个同时考虑患者爽约和存在未预约患者的通用调度准则。Begen 和 Queyranne(2011)[50]将预约调度系统中医生空闲时间和患者等待时间与库存理论中库存持有成本和短缺成本相结合,将随机服务时间和随机需求对应。Mak 等(2014)[8]将串行供应链的思想引入服务系统的预约调度问题,建立了混合整数二阶锥优化,设计启发式算法并证明了算法的近似最优。

由于患者服务时间、患者偏好、患者到达等的不确定性,对门诊预约调度的优化求解往往比较复杂,尤其当同时考虑患者排序和最优调度准则时,原问题为 NP – hard 问题,因此越来越多的学者开始考虑设计有效的算法在多项式时间内获得近似最优解。求解方法可分为解析法和数值法,解析法常用的求解思路是:证明最优解的存在或对最优解的性质加以说明,与已知策略进行对比或给出最优目标函数的上下界,以此为基础设计有效的求解算法[45,61,134,135]。在假设服务时间服从指数分布的前提下，Kaandorp 和 Koole（2007）[26]证明了目标函数的离散凸性，利用这一结论设计了局部搜索算法，并保证解可以收敛到最优。数值法通过迭代对复杂的模型进行求解，常用方法包括近似随机优化、启发式算法、元启发式算法等[22]。样本平均近似（Sample Average Approximation，SAA）作为近似随机优化的方法在门诊预约调度领域获得了广泛的应用[136]。Begen 等（2012）[78]运用样本平均近似对服务时间为分布未知的离散变量且存在相关关系的门诊预约调度问题进行优化，利用目标函数的离散凸性和次可微性确定获得模型的近似最优解所需要的样本数量，并说明了所提出的方法可在多项式时间内对原问题进行求解；Ge 等（2014）[52]将这一工作扩展至更一般的成本函数，并给出了获得近似最优解所需要样本数量的可替代上界。Mancilla 和 Storer（2012）[60]建立了单资源预约调度混合整数规划模型，利用样本平均近似基于 Benders 分解提出启发式求解算法。Berg 等（2014）[61]基于 L-shape 方法和启发式算法对预约调度问题进行求解，并指出，当加班成本远高于患者等待成本时，启发式算法的计算效果较好。由于 MDP 模型在求解门诊预约调度问题时状态空间过于庞大，基于近似动态规划算法的启发式方法越来越多地得到了学者的重视。Patrick 等（2008）[36]将 MDP 模型转换为易处理的等价线性规划形式，并利用列生成方法求解原问题的对偶问题。Qu 等（2015）[137]在对 MDP 模型性质分析的基础上提出启发式准入策略，并比较了不同条件下该启发式策略的效果。目前关于元启发式的研究较少，现有研究常用元启发式来确定搜索解空间[42,138]。Azadeh 等（2015）[139]基于遗传算法提出了多阶段治疗的预约调度的求解算法。

经典医疗预约调度模型假设服务时间概率分布函数已知，求解最优预约调度方案以最小化期望患者等待时间成本和医生空闲成本。而实际中，需求信息及服务时间存在不确定性和信息不完全性，因此鲁棒优化的思想在预约调度中逐渐得到了应用。Begen 等（2012）[78]在服务持续时间分布未知的情况下，利用独立样本数据，研究了基于样本平均近似方法的预约调度问题，其结果给出了最坏情况下的上界值。Kong 等（2013）[77]在已知部分信息（随机服务时间的一阶矩和二阶矩）的情况下从网络流的角度考虑预约调度问题，利用双正锥（Copositive Cone）建立了最小化最坏分布情形下的期望成本的鲁棒预约调度模型，并给出最优预约准则。Qu 等

(2012)[41]利用均值—方差模型设计了有效的算法，帮助医院决策者决定开放的预约数量，在需求波动较小的前提下可增加接受预约的患者数量。Mak 等（2015）[44]在随机服务时间分布未知时，利用服务时间的矩信息建立了最坏情况下的最优时间成本模型。Mittal 等（2014）[140]从鲁棒优化的视角分析了预约调度问题，证明了闭式最优解的存在，并指出与其他随机优化模型相比较，鲁棒优化模型更容易处理。Meng 等（2015）[141]提出了一个管理预约患者的鲁棒优化方法，基于可调节的分布函数集合和期望病床数量约束，分别考虑固定波动量和最优波动量的目标，构造了两个鲁棒优化模型。Zhang（2014）[142]基于最坏情况下期望目标准则，给定不确定参数的分布函数集，构建了资源分配的线性优化问题，将模型进一步拓展到多阶段的情形，并给出了求解算法。最后，作者将提出的分布式鲁棒理论框架应用于医院预约患者的资源分配和急诊的患者流控制。Zhang（2014）[143]构造了基于三种不确定参数分布信息的分布式鲁棒最小二乘问题，并建立了基于矩信息的两阶段鲁棒优化问题，给出了求解该问题的分解方法，同时指出两阶段鲁棒优化问题可以在多项式时间内得到解决。

而现阶段国内有关随机服务时间的门诊预约调度研究相对较少，前期研究以理论研究为主，近段时间部分学者从建模的角度关注该问题，主要集中在动态规划结合马尔可夫决策过程和仿真优化，以随机优化和鲁棒优化为基础的研究相对较少。

2.5 国内外研究现状总结及启示

从以上研究现状可以看出，现有文献对门诊预约调度系统进行了深入、广泛的研究和优化，指出了对门诊预约问题进行优化的重要性。运作管理领域相关学者从不同视角、利用不同方法对门诊预约的研究为合理有效地设计预约调度系统、提高医疗服务质量提供了坚实的理论基础，也为研究框架的形成提供了启发。

首先，目前同时考虑患者服务时间异质性和患者行为特征的预约调度研究相对较少，本书将从此处入手设计门诊患者的动态预约调度策略。其次，目前对于门诊预约调度的研究多为离线调度，即已知患者集合的情况下对患者到达时间进行优化，而对于患者的序贯调度即在线调度的研究成果不足，因此如何结合患者的行为特征设计患者在线调度方案，实现当患者发出预约请求时即为其安排服务时间的目的，是本书重点关注的问题之一。此外，由于求解患者服务时间随机的预约调度优化模型相对比较复杂，现有研究多通过设计启发式算法对原问题进行计算，本书也将从这一角度出发，通过结合现有理论，设计并改进求解算法；患者不守时行为虽然在实际中时常发生，但目前研究对其关注不足，现有研究大多是在患者准时到达的假设下展开，本书将基于患者的不守时程度设计门诊预约调度方案，分析患者不守时行为对预约系统带来的影响。

2.6 本章小结

本章首先对门诊预约的现状进行了概述，指出我国门诊预约领域所面临的问题和挑战，然后分别从门诊预约调度优化的主要研究问题、影响门诊预约调度的主要因素和目前广泛采用的门诊预约调度优化研究方法三个角度对现有文献进行归纳总结和分类，并分析了现有成果对本书研究的启示，明确了本书研究内容，为后续章节研究工作的展开奠定理论基础。

第 3 章 基于异质患者行为特征的动态预约策略

3.1 引言

随着预约诊疗服务政策的实施，国内各大医疗机构、医院等相继建立了预约挂号平台，开展并推广预约就诊。患者在注册并登录网上预约系统后，根据系统显示的当前剩余号源数量，选择就诊医院、科室、日期及医生。患者完成预约后，在就诊日之前可随时登录系统取消当前预约；在就诊日当天，患者需要在医院规定的取号时间内前往医院取号就诊，并缴纳医院规定的挂号费方可接受服务，若患者未在取号时间内出现，则当前预约自动作废。

在上述预约挂号系统中，预约患者由于年龄、性别、病情、是否初诊、所需检查项目等的不同，所需的服务时间也不尽相同[144]，即患者为异质的。此外，由于患者发出预约请求的日期和实际就诊日期存在一定的时间间隔，在这一段时间内患者可能因为某些原因取消当前预约；在就诊当天，未取消预约的患者也可能会以不同概率出现爽约行为。患者爽约和取消预约行为在医疗服务的预约中频繁发生，如初级门诊、牙科门诊、物理治疗等；患者的爽约和取消预约行为具有很大的不确定性，通常会受医疗服务特点、地理区域以及患者年龄、性别等自身属性的影响，并会对患者的就诊体验和医疗服务收益带来极大的影响。

在就诊当天，若已预约患者未能及时前往医院取号就诊，则该预约作废，从这一角度来说，门诊资源具有易逝品的特性。由于门诊资源具有需求波动大、医生服务能力有限、服务可预约等特征，符合收益管理的适用条件[145]，因此可考虑将收益管理理论引入门诊预约调度中。与航空、酒店住宿的库存控制类似，为了缓解患者爽约或取消预约带来的医疗资源空闲损失，通常的做法是在服务时间段内允许进行超订，比如在同一个服务时间段内安排两个或更多患者，或通过医生加号的方式为复诊患者或其他特殊患者分配额外的号源。超订策略可以有效减少服务过程中的空闲时间，并且在一天中治疗更多的患者，提高医疗服务效率。但过多的超订也会带来医疗服务系统拥堵、患者等待时间延长并增加医护人员工作时间等，从而对患者满意度、患者就诊体验造成负面影响。因此如何在患者动态到达预约系统发出预约请求的情况下，基于服务时间不同的异质患者取消预约或爽约的行为特征，设计最优预约调度机制，以提高医疗资源使用率，最大化医院利益和患者满意度，是本章的重点研究内容。

本章的其余部分组织如下：3.2 节对模型的基本假设和符号加以说明；3.3 节建立预约过程的动态模型，并设计算法对动态规划进行求解，进一步地，在不同参数假设下对模型性质进行分析，由此提出相应的启发式算法；数值算例在 3.4 节给出，并分析了参数变化对预约策略的影响；最后 3.5 节给出结论和相应的管理学启示。

3.2 问题描述与符号规定

为了更好地对门诊预约过程进行建模，首先给出模型假设和参数定义。以医院利润最大化为目标，考虑某服务能力固定的医疗服务过程，将医生正常工作时间分为有限个时间段，每个时间段包含固定个时间槽，预约患者依次到达并通过预约系统进行预约。本章将单个医生某天的一个时间段作为研究对象，在患者动态到达的情况下给出最优预约策略，当患者发出预约请求时，根据当前系统预约状态决定是否接受该预约。

由于患者病情或自身情况等的不同，其所需的服务时间也会呈现较大的差异。假设患者的服务时间仅依赖于患者病情，可由历史数据得到，并将患者病情集合记为 $A = \{a_1, a_2, \cdots\}$；患者年龄、性别、职业等属性特征的不同也会使患者呈现不同的行为特征，可利用聚类分析方法结合历史数据将患者根据其属性特征和行为特征进行分类，如分为高爽约率低取消预约率、低爽约率高取消预约率等类别，记患者行为特征集合为 $B=\{b_1,b_2,\cdots\}$。考虑"患者病情—行为特征"的组合，即利用集合 A 和 B 的笛卡尔积作为患者的类别集合，假设患者种类数为 I，其中第 i 类患者接受服务的时间为确定性变量 $l_i \in N^+(i=1,2,\cdots,I)$，表示该类患者完成就诊需要占用 l_i 个单位时间槽。采用马尔可夫决策过程刻画患者的到达，将预约时间分为 T 个阶段，在每一阶段 $t(t=T,T-1,\cdots,1)$ 至多有一名患者到达系统，$t=0$ 表示就诊当天。假设患者到达过程相互独立，在任一阶段 t 到达的患者可能会发出预约请求，也可能是已预约患者取消之前的预约。在预约阶段 t，若到达患者发出预约请求，决策者需要立刻决定是否接受该患者的预约。每接受一个患者的预约请求可为系统带来一定的收益，拒绝患者预约请求的成本由损失该患者的机会成本表示，而不单独作为变量考虑。患者取消预约会造成系统机会成本的损失；除提前取消预约的患者外，部分预约患者在就诊当天会发生爽约行为，也会对医疗服务系统带来成本损失。

依据本章所研究问题的特点，现做如下模型假设：

①医生一个时间段的正常服务能力为 C，医生未能在正常服务时间内服务完的预约患者需通过超时工作完成，医生最大超时服务能力为 v；

②所有患者均需要提前预约，不考虑当天到达的患者需求；

③患者所需服务时间为确定性变量，且为单位时间槽的整数倍；

④预约患者的到达过程相互独立，不同类型患者取消预约和爽约行为相互独立；

⑤预约患者可以在就诊当天之前取消预约，患者取消预约的概率依赖于患者类型和当前该类患者预约数量；

⑥未取消预约的患者在就诊当天可能发生爽约行为，患者爽约率与预约状态无关，仅取决于患者类型；

⑦所有在就诊当天出现的预约患者均在就诊时间段开始前到达，不存在迟到现象。

根据上述问题描述与模型假设，可将患者预约流程通过图 3.1 表示。患者在预约阶段发出预约请求，医院一旦接受患者预约则为其分配一个预约号，就诊当天患者凭预约号在规定时间内到达医院取号就诊。患者在就诊日前可随时取消预约，也可能在就诊当天因为各种原因未能出现。若当天到达患者过少，则会出现医生空闲；反之，若到达系统的患者多于医生正常服务能力，则需要医生加班对超出的患者进行服务。

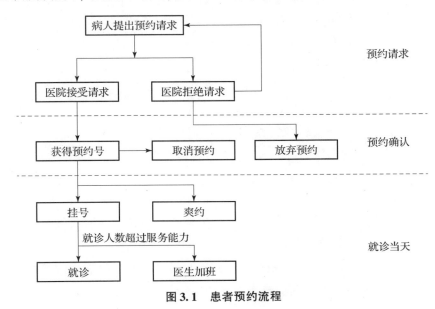

图 3.1 患者预约流程

本章所需要的具体符号说明如下。

（1）指标

$i = 1, 2, \cdots, I$ 患者类型；

$t = 0, 1, \cdots, T$ 决策时期，其中 $t = 0$ 表示服务当天。

（2）状态变量

$\boldsymbol{S} = (s_1, s_2, \cdots, s_i)$ 状态向量，其中 s_i 表示已预约的第 i 类患者占用的时间槽数量；

$\boldsymbol{n} = (n_1, n_2, \cdots, n_i)$ 状态向量，其中 n_i 表示已经预约的第 i 类患者数量；

$R(\boldsymbol{S}, t)$ 阶段 t 状态为 $\boldsymbol{S}$ 时的期望利润；

$O(\boldsymbol{S})$ 期望加班时间；

$N(\boldsymbol{S}, t)$ 阶段 t 已接受预约的时间槽数量；

$Y_i(s_i)$ 第 i 类患者预约数量为 s_i 时在就诊当天实际到达的人数；

$q_i(\boldsymbol{S},t)$　阶段 t 预约状态为 $\boldsymbol{S}$ 时第 i 类患者取消预约的概率。

（3）参数

r_i　第 i 类患者带来的单位收益，$i=1,2,\cdots,I$；

c_i　第 i 类患者取消预约对系统造成的损失，$i=1,2,\cdots,I$；

α_i　第 i 类患者在就诊当天的爽约率，$i=1,2,\cdots,I$；

C　医生正常服务能力；

d　单位超时工作（加班）成本；

π　患者爽约带来的单位成本损失；

l_i　第 i 类患者接受诊断所需要的时间槽数量，$i=1,2,\cdots,I$；

p_{it}　阶段 t 发出预约请求的第 i 类患者到达率；

p_{0t}　阶段 t 没有患者到达的概率；

v　最大超订水平。

根据上述模型假设及符号说明，在预约状态为 $\boldsymbol{S}$ 时，若决策者接受第 i 类患者的预约，则预约状态变为 $\boldsymbol{S}+\boldsymbol{l}_i$，其中 $\boldsymbol{l}_i$ 表示第 i 个元素为 l_i，其余元素均为零的向量。阶段 t 预约状态为 $\boldsymbol{S}$ 时第 i 类患者取消预约的概率 $q_i(\boldsymbol{S},t)$ 取决于患者类型和当前概率患者的预约数量。

3.3　预约过程动态模型构建与求解

3.3.1　基于动态规划的预约过程建模

根据上一节的符号与模型假设，有

$$\sum_{i=1}^{I} p_{it} + \sum_{i=1}^{I} q_i(\boldsymbol{S},t) + p_{0t} = 1, \forall t = 1,2,\cdots,T \quad (3.1)$$

在阶段 t，若有患者发出预约请求，决策者需要根据患者类型和当前系统预约状态决定是否接受该预约。若到达系统的患者为前来取消预约的患者，则系统接受该取消预约的请求并更新系统状态；若该时刻没有患者到达系统，则决策者不需要做出任何决策。根据上述描述，利用马尔可夫决策过程对问题进行建模，可得到患者动态到达过程预约调度的贝尔曼方程如下：

$$R(\mathbf{S},t) = \sum_{i=1}^{I} p_{it} \max\{r_i + R(\mathbf{S}+\mathbf{l}_i, t-1), R(\mathbf{S}, t-1)\} +$$
$$\sum_{i=1}^{I} q_i(\mathbf{S},t)(-c_i + R(\mathbf{S}-\mathbf{l}_i, t-1)) + p_{0t} R(\mathbf{S}, t-1)$$
(3.2)

$$R(\mathbf{S},0) = -dO(\mathbf{S}) - \pi L(\mathbf{S}) = -dO(\mathbf{S}) - E\left[\pi \sum_{i=1}^{I}(s_i/l_i - Y_i(s_i))\right]$$
(3.3)

$$p_{0t} = 1 - \sum_{i=1}^{I}(p_{it} + q_{it}) \tag{3.4}$$

$$N(\mathbf{S},t) \leq (T-t) l_{\max} \tag{3.5}$$

其中，$l_{\max} = \max_i\{l_i, i=1,2,\cdots,I\}$。医生期望加班时间 $O(\mathbf{S})$ 在不同的预约规则下表达形式不同。根据模型假设，本章考虑医生加班时间为 $O(\mathbf{S}) = E(\sum_i Y_i(s_i) l_i - C)^+$。在上述马尔可夫决策过程中，由于不同类型的患者具有不同的取消预约概率和爽约率，且不同类型患者带来的收益和取消预约、爽约对系统造成的成本损失也互不相同，因此需要在每个决策期对各类患者分别进行研究，而不是仅对患者总量进行控制。令 $H(\mathbf{S},t)$ 表示阶段 t 到就诊当天由于患者取消预约和爽约带来的收益损失。根据定义，可得到 $H(\mathbf{S},t)$ 的逆推表达式：

$$H(\mathbf{S},t) = \sum_{i=1}^{I} p_{it} H(\mathbf{S}, t-1) + \sum_{i=1}^{I} q_i(\mathbf{S},t)(c_i + H(\mathbf{S}-\mathbf{l}_i, t-1)), t \geq 1$$
(3.6)

$$H(\mathbf{S},0) = E\left[\pi \sum_{i=1}^{I}(s_i - Y_i(s_i))\right] = \pi \sum_{i=1}^{I} \alpha_i s_i / l_i \tag{3.7}$$

定义 $\hat{R}(\mathbf{S},t) := R(\mathbf{S},t) + H(\mathbf{S},t), t \geq 0$。而患者取消预约和爽约行为是系统难以控制的，由患者此类行为特征造成的成本损失 $H(\mathbf{S},t)$ 难以避免，而决策者可通过控制患者的预约限制对系统期望收益和成本进行调整，因此 $\hat{R}(\mathbf{S},t)$ 给出的是整个预约系统的可控期望利润。结合上述假设，可给出 $\hat{R}(\mathbf{S},t)$ 的最优逆推表达式如下：

$$\hat{R}(S,t) = \sum_{i=1}^{I} p_{it} \max\{r_i - [H(S+l_i,t-1) - H(S,t-1)] +$$
$$\hat{R}(S+l_i,t-1), \hat{R}(S,t-1)\} +$$
$$\sum_{i=1}^{I} q_i(S,t)\hat{R}(S-l_i,t-1) +$$
$$p_{0t}\hat{R}(S,t-1), t \geq 1 \tag{3.8}$$
$$\hat{R}(S,0) = -E\left[d\left(\sum_{i=1}^{I} Y_i(s_i)l_i - C\right)^+\right] \tag{3.9}$$

观察上式可发现，在阶段 t，决策者接受第 i 类患者的预约的充要条件是：

$$r_i - [H(S+l_i,t-1) - H(S,t-1)] > \hat{R}(S,t-1) - \hat{R}(S+l_i,t-1) \tag{3.10}$$

即在 t 时期决定是否接受第 i 类患者的预约时，需要利用该患者带来的收益 r_i 减去其取消预约的边际期望成本 $H(S+l_i,t-1) - H(S,t-1)$ 获得该患者带来的期望净收益，当且仅当第 i 类患者的期望净收益高于这一预约的机会成本时，决策者接受该患者的预约请求。根据上述问题描述，可得到如下命题：

命题 3.1 若对于任意 $S = (s_1,s_2,\cdots,s_I)$，有 $q_i(S,t) = q_i(s_i,t)$，$q_i(0,t) = 0$，且 $q_i(s_i,t)$ 关于 s_i 非减，则

$$H(S,t) = \sum_{i=1}^{I} H_i(s_i,t), t \geq 0 \tag{3.11}$$

其中 $H_i(s_i,t)$ 满足如下递归式：

$$H_i(s_i,t) = (1 - q_i(s_i,t))H_i(s_i,t-1) + q_i(s_i,t)(c_i + H_i(s_i - l_i,t-1)), t \geq 1 \tag{3.12}$$

$$H_i(s_i,0) = \alpha_i s_i \pi / l_i \tag{3.13}$$

证明： 采用数学归纳法证明。显然当 $t = 0$ 时命题成立；当 $t \neq 0$ 时，假设在阶段 $t-1$，有 $H(S,t-1) = \sum_{i=1}^{I} H_i(s_i,t-1)$，则根据 $H(S,t)$ 的递归式可知：

$$H(\boldsymbol{S},t) = \sum_{i=0}^{I} p_{it}H(\boldsymbol{S},t-1) + \sum_{i=1}^{I} q_i(\boldsymbol{S},t)(c_i + H(\boldsymbol{S}-\boldsymbol{l}_i,t-1))$$

$$= \left(1 - \sum_{i=1}^{I} q_i(s_i,t)\right) \sum_{i=1}^{I} H_i(s_i,t-1) +$$

$$\sum_{i=1}^{I} q_i(s_i,t) \left(c_i + \sum_{i=1}^{I} H_i(s_i,t-1) - H_i(s_i,t-1) + H_i(s_i-1,t-1)\right)$$

$$= \sum_{i=1}^{I} H_i(s_i,t-1) + \sum_{i=1}^{I} q_i(s_i,t)(c_i - H_i(s_i,t-1) + H_i(s_i-\boldsymbol{l}_i,t-1))$$

$$= \sum_{i=1}^{I} (1 - q_i(s_i,t))H_i(s_i,t-1) + \sum_{i=1}^{I} q_i(s_i,t)(c_i + H_i(s_i-\boldsymbol{l}_i,t-1))$$

因此 $H(\boldsymbol{S},t) = \sum_{i=1}^{I} H_i(s_i,t)$。

令 $G_i(s_i,t) := H_i(s_i+\boldsymbol{l}_i,t-1) - H_i(s_i,t-1)$，则根据 $H(\boldsymbol{S},t) = \sum_{i=1}^{I} H_i(s_i,t)$，可得 $G_i(s_i,t) = H(\boldsymbol{S}+\boldsymbol{l}_i,t-1) - H(\boldsymbol{S},t-1)$，即取消预约的边际期望成本。由命题3.1结合 $G_i(s_i,t)$ 的定义，同样可得到 $G_i(s_i,t)$ 的递归表达式：

$$G_i(s_i,t) = (q_i(s_i+\boldsymbol{l}_i,t-1) - q_i(s_i,t-1))c_i +$$
$$(1 - q_i(s_i+\boldsymbol{l}_i,t-1))G_i(s_i,t-1) +$$
$$q_i(s_i,t-1)G_i(s_i-\boldsymbol{l}_i,t-1), t \geq 2 \quad (3.14)$$

$$G_i(s_i,1) = \alpha_i\pi \quad (3.15)$$

为进一步简化分析，假设取消预约患者到达率与已预约数量成正比，即对于任意的预约状态 $\boldsymbol{S}$ 有 $q_i(s_i,t) = q_{it}s_i/l_i = n_iq_{it}$，$\forall i = 1,2,\cdots,I$，其中 q_{it} 为大于零的常数。由 $q_i(s_i,t)$ 的定义，每个患者取消预约行为与其他患者相互独立，不同患者取消预约的概率仅取决于患者类型和当前已预约的该类患者数量。利用 $G_i(s_i,t)$ 的递归表达式，可以直接得到如下结论：

命题 3.2 若 $\forall \boldsymbol{S} > 0$，$q_i(s_i,t) = q_{it}s_i/l_i$，则 $G_i(s_i,t) = G(i,t)$，即取消预约的边际期望成本与预约状态无关，且有

$$G(i,t) = q_{i,t-1}c_i + (1 - q_{i,t-1})G(i,t-1), t \geq 2 \quad (3.16)$$

$$G(i,1) = \alpha_i\pi \quad (3.17)$$

上述命题结论可通过数学归纳法证得，并可通过逆推方法获得 $G(i)$ 的闭式解。根据命题3.2可以发现，阶段 t 第 i 类患者取消预约的边际期望成

本与系统当前预约状态无关。由此在 $q_i(s_i,t) = q_{it}s_i/l_i$ 的假设下，可得到患者取消预约的边际期望成本 $H(\boldsymbol{S}+\boldsymbol{l}_i,t-1) - H(\boldsymbol{S},t-1)$。阶段 t 系统预约状态为 $\boldsymbol{S}$ 时的最优容量分配方案可通过求解如下递归公式获得：

$$\hat{R}(\boldsymbol{S},t) = \sum_{i=1}^{I} p_{it}\max\{r_i - G(i,t) + \hat{R}(\boldsymbol{S}+\boldsymbol{l}_i,t-1), \hat{R}(\boldsymbol{S},t-1)\} +$$
$$\sum_{i=1}^{I} q_{it}s_i\hat{R}(\boldsymbol{S}-\boldsymbol{l}_i,t-1)/l_i + p_{0t}\hat{R}(\boldsymbol{S},t-1), \quad t > 1$$

(3.18)

$$\hat{R}(\boldsymbol{S},0) = -E\left[d\left(\sum_{i=1}^{I} Y_i(s_i)l_i - C\right)^+\right] \quad (3.19)$$

决策者在 t 时期接受第 i 类患者的预约请求当且仅当

$$r_i > G(i,t) + \hat{R}(\boldsymbol{S},t-1) - \hat{R}(\boldsymbol{S}+\boldsymbol{l}_i,t-1) \quad (3.20)$$

注意到取消预约的边际期望成本 $G(i,t)$ 是由已预约患者取消预约或爽约的行为产生的内部效应，而接受患者预约请求的机会成本 $\hat{R}(\boldsymbol{S},t-1) - \hat{R}(\boldsymbol{S}+\boldsymbol{l}_i,t-1)$ 是由该患者带来的外部效应；式（3.20）说明决策者接受一个患者的预约请求的充要条件是该患者带来的收益大于内部效应与外部效应之和。

接下来考虑如何在阶段 t 预约状态为 $\boldsymbol{S}$ 时对式（3.18）和式（3.19）进行求解。首先注意到式（3.19）表示的是预约状态为 $\boldsymbol{S}$ 时就诊当天医生的加班成本，系统产生加班成本等价于就诊当天实际到达的患者所占用的时间槽总数超过医生正常服务能力 C。由假设，第 i 类患者在就诊当天爽约率为 α_i，且各个患者的爽约行为相互独立，则就诊当天实际出现的第 i 类患者数量 $Y_i(s_i)$ 服从参数为 s_i/l_i 和 $1-\alpha_i$ 的二项分布，即 $Y_i(s_i) \sim B(s_i/l_i, 1-\alpha_i)$，其中 s_i/l_i 表示已预约的第 i 类患者数量。记 $s_i/l_i = n_i$，$\sum_{i=1}^{I} n_i = N$，根据二项分布的定义可得：

$$P(Y_i(s_i) = m_i) = \alpha_i^{n_i-m_i}(1-\alpha_i)^{m_i} \quad (3.21)$$

$$P\left(\sum_{i=1}^{I} Y_i(s_i) = m \,\bigg|\, \sum_{i=1}^{I} n_i = N\right) = \sum_{m_1+m_2+\cdots+m_I=m} \prod_{i=1}^{I} C_{n_i}^{m_i}\alpha_i^{n_i-m_i}(1-\alpha_i)^{m_i}$$

(3.22)

$$\hat{R}(\boldsymbol{S},0) = \sum_{m_1+m_2\cdots+m_i=m} \left(\sum_{i=1}^{I} m_i l_i - C \right)^+ \prod_{i=1}^{I} C_{n_i}^{m_i} \alpha_i^{n_i-m_i} (1-\alpha_i)^{m_i}$$

(3.23)

根据式（3.18）和式（3.19），可通过逆推法获得动态规划的最优策略，算法如下：

算法 3.1（求解各类患者的预约限制）

Step 1. 初始化 T，C 和 v 的值；

Step 2. 令 $t=0$，对所有满足约束条件的 $\boldsymbol{S}$，计算 $\hat{R}(\boldsymbol{S},0)$；

Step 3. 令 $t=t+1$；

Step 4. 根据式（3.18）计算 $\hat{R}(\boldsymbol{S},t)$，若 $t<T$，则转回 Step 3，否则转至 Step 5；

Step 5. 令 $\boldsymbol{S}=\boldsymbol{0}$；

Step 6. 计算 $\hat{R}(\boldsymbol{S},t)-\hat{R}(\boldsymbol{S}+\boldsymbol{l}_i,t)$，若 $\hat{R}(\boldsymbol{S},t)-\hat{R}(\boldsymbol{S}+\boldsymbol{l}_i,t) \leqslant r_i - G(i,t)$，则转至 Step 7，否则 $b_i(\boldsymbol{S},t)=s_i$；

Step 7. 令 $\boldsymbol{S}=\boldsymbol{S}+\boldsymbol{l}_i$，若 $\sum_{i=1}^{I} s_i < C+v$，转回 Step 6，否则 $b_i(\boldsymbol{S},t)=s_i$。

算法 3.2（预约规则实现）

Step 1. 令 $t=T$，$\boldsymbol{S}=\boldsymbol{0}$；

Step 2. 若到达患者为第 i 类患者，并发出预约请求，当 $s_i+l_i \leqslant b_i(\boldsymbol{S},t)$，接受该患者，且 $\boldsymbol{S}=\boldsymbol{S}+\boldsymbol{l}_i$，否则拒绝该患者，令 $t=t-1$，并转向 Step 3；

Step 3. 若 $t=0$ 或 $\sum_{i=1}^{I} s_i > C+v$，停止；否则，转回 Step 2。

上述算法的计算复杂度为 $O(n^{I+1})$，若问题规模较小，即患者类型较少时，可以采用该算法对原问题进行求解；随着患者类型的增加，算法复杂度呈指数增长，考虑到上述问题的状态空间维度过高和计算处理的复杂性，下面将考虑如何简化模型的求解过程。

3.3.2 模型简化与性质分析

首先在不同类型患者取消预约率和爽约率相同的情况下化简问题。令

α 表示所有患者在就诊当天的爽约率，在该假设下，可将问题近似等价为有 $S = \sum_{i=1}^{I} s_i$ 个患者且每个患者各占用一个时间槽的预约模型，在就诊当天各患者以 $1-\alpha$ 的概率出现，患者是否爽约的行为相互独立；因此就诊当天实际出现的患者数量 $Y(S)$ 服从参数为 S 和 $1-\alpha$ 的二项分布。上述将原问题进行等价近似的处理方式会对最终计算结果造成一定的误差，而根据 Schuütz 和 Kolisch（2013）[28]，该误差值较小，可在计算和分析中将其忽略不计。由此得到如下定理：

定理 3.1 若 $\forall i = 1,2,\cdots,I$，当 $S > 0$ 时有 $q_i(s_i,t) = q_t$，$\alpha_i = \alpha$，则期望利润 $\hat{R}(S,t)$ 的最优值依赖于已预约的时间槽总数量 $S = \sum_{i=1}^{I} s_i$，最优递归式为：

$$\hat{R}(S,t) = \sum_{i=1}^{I} p_{it} \max\{r_i - G(i,t) + \hat{R}(S+l_i,t-1), \hat{R}(S,t-1)\} + \sum_{i=1}^{I} q_t \hat{R}(S-l_i,t-1) + \left(1 - \sum_{i=1}^{I} p_{it} - q_t I\right)\hat{R}(S,t-1), t \geq 1$$

(3.24)

$$\hat{R}(S,0) = -E[d(Y(S)-C)^+]$$

(3.25)

其中 $Y(S) \sim B(S, 1-\alpha)$。

证明： 采用数学归纳法进行证明。在就诊当天，即 $t = 0$ 时，由于不同类型患者爽约率相等，因此每个已预约的时间槽在就诊当天有患者到达的概率均为 $1-\alpha$，若到达患者占用时间槽总数超过正常工作能力 C，会造成医生加班，$\hat{R}(S,0) = -E[d(Y(S)-C)^+]$。当 $t \geq 1$ 时，假设在 $t-1$ 阶段对任意预约状态 S 有 $\hat{R}(S,t-1) = \hat{R}(S,t-1)$，考虑到 $q_i(s_i,t) = q_t$，$\alpha_i = \alpha$，根据式 (3.18) 可得：

$$\hat{R}(S,t) = \sum_{i=1}^{I} p_{it} \max\{r_i - G(i,t) + \hat{R}(S+l_i,t-1), \hat{R}(S,t-1)\} + \sum_{i=1}^{I} q_t \hat{R}(S-l_i,t-1) + p_{0t}\hat{R}(S,t-1)$$

(3.26)

由于对 $\forall i$，有 $q_{it} = q_t$，因此 I 类患者取消预约的总概率为 $q_t I$，可得 $p_0 = 1 - \sum_{i=1}^{I} p_{it} - q_t I$，$\hat{R}(S,t) = \hat{R}(S,t)$。

引理 3.1 假设 $\forall x \geq 0$，$f(x)$ 为定义域上的任意非减凸函数，对 $\forall y \in N^+$，$Y(y) \sim B(y,\alpha)$，其中 $0 < \alpha < 1$；令 $h(x) = E[f(Y(x))]$，则 $h(x)$ 是关于 x 的非减凹函数，$x \in N^+$。

证明： 参见 Shaked 和 Shanthikumar（1994）[146]。

定理 3.2 给定 t，当 $S > 0$ 时，若 $q_{it} = q_t$，则 $\hat{R}(S,t)$ 为关于 S 的凹函数，$\hat{R}(S,t) - \hat{R}(S+l_i,t)$ 关于 S 非减。

证明： 由于 $d(Y(S)-C)^+$ 是关于 $Y(S)$ 的非减凸函数，由引理 3.1 可知 $\hat{R}(S,0)$ 是关于 S 的非增凹函数。当 $t \geq 1$ 时，假设 $\hat{R}(S,t-1)$ 为关于 S 的非增凹函数，令 $r_i - G(i,t) = \hat{r}_i$，则 $\hat{R}(S,t)$ 可改写为：

$$\hat{R}(S,t) = \sum_{i=1}^{I} p_{it} \max\{\hat{r}_i + \hat{R}(S+l_i,t-1), \hat{R}(S,t-1)\} +$$
$$\sum_{i=1}^{I} q_t \hat{R}(S-l_i,t-1) + \left(1 - \sum_{i=1}^{I} p_{it} - q_t I\right) \hat{R}(S,t-1)$$

$$(3.27)$$

给定 i，令 $f(S,t-1) = \max\{\hat{r}_i + \hat{R}(S+l_i,t-1), \hat{R}(S,t-1)\}$，由于 $\hat{R}(S,t-1)$ 关于 S 非增，可令 $k = \min\{S: \hat{R}(S,t-1) > \hat{r}_i + \hat{R}(S+l_i,t-1)\}$。

当 $S \leq k - l_i$ 时，有 $f(S,t-1) - f(S+l_i,t-1) = \hat{R}(S+l_i,t-1) - \hat{R}(S+2l_i,t-1) \leq \hat{r}_i$，且根据 $\hat{R}(S,t-1)$ 的凹性，$f(S,t-1) - f(S+l_i,t-1)$ 关于 S 单调非减；当 $S > k$ 时，有 $f(S,t-1) - f(S+l_i,t-1) = \hat{R}(S,t-1) - \hat{R}(S+l_i,t-1) > \hat{r}_i$，同样关于 S 单调非减；当 $S = k$ 时，有 $f(S,t-1) - f(S+l_i,t-1) = \hat{r}_i$。因此 $f(S+l_i,t-1) - f(S,t-1)$ 关于 S 单调非增，因此 $f(S,t-1)$ 关于 S 为凹函数。由于凹函数之和仍为凹函数，故 $\hat{R}(S,t)$ 也为关于 S 的凹函数。

再来分析 $\hat{R}(S,t) - \hat{R}(S+l_i,t)$ 关于 S 的单调性。令 $\Delta \hat{R}(S,t) = \hat{R}(S,t) - \hat{R}(S+l_i,t)$，则

$$\Delta \hat{R}(S,t) - \Delta \hat{R}(S+l_i,t) = \hat{R}(S,t) - 2\hat{R}(S+l_i,t) + \hat{R}(S+2l_i,t) \leq 0$$

上述不等式的成立可根据 $\hat{R}(S,t)$ 的凹性得到。因此 $\Delta \hat{R}(S,t)$ 即 $\hat{R}(S,t) -$

$\hat{R}(S+l_i,t)$ 关于 S 单调非减。

推论 3.1 在定理 3.1 的假设下，若患者到达率和取消预约率与时间无关，即 $p_{it}=p_i$，$q_t=q$，则 $\Delta \hat{R}(S,t)$ 关于 t 非增。

证明：令 $p = \sum_{i=1}^{I} p_i$，$V_i(S,t) = \max\{\hat{r}_i + \hat{R}(S+l_i,t-1), \hat{R}(S,t-1)\}$，则式（3.27）可变形为：

$$\hat{R}(S,t) = \sum_{i=1}^{I} p_i V_i(S,t) + \sum_{i=1}^{I} q\hat{R}(S-l_i,t-1) + \quad (3.28)$$
$$(1-p-qI)\hat{R}(S,t-1), t \geq 1$$

$$\hat{R}(S,0) = E[-d(Y(S)-C)^+] \quad (3.29)$$

首先来看 $t=1$ 的情形：

$$\Delta\hat{R}(S,1) - \Delta\hat{R}(S,0) = \hat{R}(S,1) - \hat{R}(S+l_i,1) - \hat{R}(S,0) + \hat{R}(S+l_i,0)$$
$$= \sum_{i=1}^{I} p_i \max\{\hat{r}_i - \Delta\hat{R}(S,0), 0\} -$$
$$\sum_{i=1}^{I} p_i \max\{\hat{r}_i - \Delta\hat{R}(S+l_i,0), 0\} +$$
$$\sum_{i=1}^{I} q\hat{R}(S-l_i,0) - 2\sum_{i=1}^{I} q\hat{R}(S,0) +$$
$$\sum_{i=1}^{I} q\hat{R}(S+l_i,0) \leq 0$$

不等号的成立可以根据定理 3.1 中 $\Delta \hat{R}(S,t)$ 关于 S 的单调性以及 $\hat{R}(S,t)$ 为关于 S 的凹函数得到。

当 $t > 1$ 时，采用数学归纳法证明。假设阶段 $t-1$ 有不等式 $\Delta\hat{R}(S, t-1) \leq \Delta\hat{R}(S,t-2)$ 成立，则在阶段 t 有：

$$\Delta\hat{R}(S,t) - \Delta\hat{R}(S,t-1) = \sum_{i=1}^{I} p_i \Delta V_i(S,t) - \sum_{i=1}^{I} p_i \Delta V_i(S,t-1) +$$
$$qI\Delta\hat{R}(S-l_i,t-1) +$$
$$(1-p-qI)\Delta\hat{R}(S,t-1) -$$
$$qI\Delta\hat{R}(S-l_i,t-2) -$$

$$(1-p-qI)\Delta \hat{R}(\boldsymbol{S},t-2)$$

其中 $\Delta V_i(\boldsymbol{S},t) = V(\boldsymbol{S},t) - V(\boldsymbol{S}+\boldsymbol{l}_i,t)$。由 $\Delta \hat{R}(\boldsymbol{S},t-1) \leqslant \Delta \hat{R}(\boldsymbol{S},t-2)$，可知若证 $\Delta \hat{R}(\boldsymbol{S},t) \leqslant \Delta \hat{R}(\boldsymbol{S},t-1)$，只需证 $\Delta V_i(\boldsymbol{S},t) - \Delta V_i(\boldsymbol{S},t-1) \leqslant 0$。而 $\Delta V_i(\boldsymbol{S},t)$ 关于 t 的单调性可由 Lippman（1975）[147] 得到，可得 $\Delta \hat{R}(\boldsymbol{S},t)$ 关于 t 非增。

$\Delta \hat{R}(\boldsymbol{S},t)$ 反映了在 $t+1$ 时期接受一个第 i 类预约患者的机会成本，即接受这一预约请求对未来收益带来损失的期望值。这一机会成本与 Belobaba（1989）[148] 提出的边际座位期望收益（EMSR，Expected Marginal Seat Revenue）类似，根据 Talluri 和 van Ryzin（2006）[29]，在阶段 t 对第 i 类患者的预约限制可由式（3.30）给出：

$$b_{it} = \min\{\boldsymbol{S}: \hat{R}(\boldsymbol{S},t) - \hat{R}(\boldsymbol{S}+\boldsymbol{l}_i,t) > \hat{r}_i\} \quad (3.30)$$

因此决策者接受第 i 类患者的预约当且仅当在阶段 t 有：$0 \leqslant s_i \leqslant b_{it}$。

注意到上述结论是在 $\boldsymbol{S} > \boldsymbol{0}$ 的假设下得到的，若某类患者数量为零，则显然其取消预约率也为零，此时无法用已预约的时间槽总数量 S 代表预约状态向量 $\boldsymbol{S}$。若对于所有患者存在 $l_1 = l_2 = \cdots = l_I = l$，则递归公式为：

$$\hat{R}(\boldsymbol{S},t) = \sum_{i=1}^{I} p_i V_i(\boldsymbol{S},t) + q_t S\hat{R}(\boldsymbol{S}-l,t-1)/l + \quad (3.31)$$
$$(1-p-q_t S/l)\hat{R}(\boldsymbol{S},t-1), t \geqslant 1$$

$$\hat{R}(\boldsymbol{S},0) = -E[d(Y(\boldsymbol{S})-C)^+] \quad (3.32)$$

根据 Subramanian 等（1999）[30]，定理 3.1 和定理 3.2 的结论在 $q_i(s_i,t) = q_t s_i/l$ 的情况下依然成立，阶段 t 决策者接受第 i 类患者的预约当且仅当 $\hat{r}_i \geqslant \hat{R}(\boldsymbol{S},t) - \hat{R}(\boldsymbol{S}+l,t)$。$q_i(s_i,t) = q_t s_i/l$ 保证了患者取消预约率与相应类型已预约患者数量呈正相关关系。基于此，利用算法 3.1 和算法 3.2 可获得患者服务时间相等时的最优预约限制求解算法，此时状态变量为阶段 t 已预约的时间槽总数 S，而对各类患者已预约的数量不加以区分，从而极大地降低了状态空间维度。

3.3.3 启发式算法

3.3.2 节中模型的求解是在患者服务时间相等的假设下展开的，当不同类型患者服务时间不相等时，上述方法未必适用。当已预约的时间槽数量为 S 时，各类患者相应的预约数量存在多种不同的组合，且随着 S 的增大，相应的预约患者组合数量也会迅速增长。若患者类型较少，可通过枚举所有组合进行求解；若患者类型较多且 C 较大，采用枚举法的计算复杂度较高，因此需要通过将模型进行近似等价并设计启发式算法对原问题进行求解。

对于服务时间不同的多类患者，假设 $q_i(s_i,t) = q_{it}s_i/l_i$，即在阶段 t，第 i 类患者取消预约的概率与已预约的该类患者数量成正比。第 i 类患者取消预约的行为会导致系统状态减少 l_i 个单位时间槽，即已预约的时间槽数量由 S 变为 $S-l_i$。因此，阶段 t 第 i 类患者取消预约带来的系统预约状态变化的期望值为 $q_{it}s_i$，基于此，可将原问题中不同类型患者取消预约的情形通过患者以 $q_{it}s_i$ 的概率取消一个单位时间槽的预约进行近似等价，模型转化为：

$$\begin{aligned}\hat{R}(S,t) &= \sum_{i=1}^{I} p_{it}V_i(S,t) + \sum_{i=1}^{I} q_{it}s_i\hat{R}(S-1,t-1) + \\ &\quad \left(1 - \sum_{i=1}^{I} p_{it} - \sum_{i=1}^{I} q_{it}s_i/l_i\right)\hat{R}(S,t-1) \\ &= \sum_{i=1}^{I} p_{it}\max\{\hat{r}_i + \hat{R}(S+l_i,t-1),\hat{R}(S,t-1)\} + \\ &\quad \sum_{i=1}^{I} q_{it}s_i\hat{R}(S-1,t-1) + \\ &\quad \left(1 - p - \sum_{i=1}^{I} q_{it}s_i/l_i\right)\hat{R}(S,t-1) \quad t \geqslant 1 \end{aligned} \quad (3.33)$$

$$\hat{R}(S,0) = E[-d(Y(S)-C)^+] \quad (3.34)$$

在上述模型中，患者取消预约概率不仅依赖于患者类型，也依赖于已接受预约的该类患者数量和当前所处的预约阶段。在计算过程中需要对各个阶段每类患者的预约数量进行记录，增大了计算的复杂度，根据 Subramanian 等（1999）[30]，定义：

$$q_t = \sum_{i=1}^{I} f_i q_{it} S \quad (3.35)$$

其中 f_i 表示预约过程结束后第 i 类患者占已预约时间槽数量的比例。对 q_t

进一步简化，可令将 $q_t = S\hat{q}_t$，其中 $\hat{q}_t = \sum_{i=1}^{I} f_i q_{it}$ 表示在阶段 t 患者平均取消预约率。将 q_t 的表达式带入式（3.33）可得：

$$\hat{R}(\boldsymbol{S},t) = \sum_{i=1}^{I} p_{it} \mathrm{E}[\max\{\hat{r}_i + \hat{R}(\boldsymbol{S} + \boldsymbol{l}_i, t-1), \hat{R}(\boldsymbol{S}, t-1)\}] +$$

$$\boldsymbol{S}\hat{q}_t \hat{R}(\boldsymbol{S}-1, t-1) + \left(1 - p - \sum_{i=1}^{I} f_i q_{it} \boldsymbol{S}/\boldsymbol{l}_i\right) \hat{R}(\boldsymbol{S}, t-1), t \geq 1$$

(3.36)

$$\hat{R}(\boldsymbol{S},0) = \mathrm{E}[-d(Y(\boldsymbol{S})-C)^+]$$ (3.37)

由于 q_t 是关于 $\boldsymbol{S}$ 的线性函数，根据定理3.2的证明和Subramanian等（1999）[30] 的结论可知，$\hat{R}(\boldsymbol{S},t)$ 为关于 $\boldsymbol{S}$ 的凹函数，$\hat{R}(\boldsymbol{S},t) - \hat{R}(\boldsymbol{S}+\boldsymbol{l}_i,t)$ 关于 $\boldsymbol{S}$ 非减，此时需要考虑如何选取合适的 f_i 进行求解。注意到 f_i 在获得最优预约策略后得到，而在决策初始阶段未知，可以考虑通过迭代求解 f_i 的近似值，获得各类患者的期望数量比例。根据 Schütz 和 Kolisch（2013）[28]，设计迭代算法如下：

算法3.3（迭代算法）

Step 1. 给定 $\varepsilon > 0$，令 f_i 初值为各类患者预约请求的期望比例；

Step 2. 利用递归式（3.36），通过动态规划求解最优策略；

Step 3. 利用 Step 2 获得的最优策略，通过仿真获得预约结束时各类患者所占比例 α_i；

Step 4. 若 $|\alpha_i - f_i| \leq \varepsilon$，停止迭代，否则返回 Step 2。

根据算法3.3的结果，结合动态规划的递推算法，可设计求解动态预约规则的启发式算法如下：

算法3.4（患者服务时间不同的启发式算法）

Step 1. 初始化 T，C 和 v 的值，令 $t = 0$；

Step 2. 对 $S = 0, 1, 2, \cdots, C + v$，计算 $\hat{R}(\boldsymbol{S}, t)$；

Step 3. 若存在 $\boldsymbol{S}$ 有 $\hat{R}(\boldsymbol{S},t) - \hat{R}(\boldsymbol{S}+\boldsymbol{l}_i,t) \leq \hat{r}_i$，则 $b_{it} = \min_{\boldsymbol{S}}\{\boldsymbol{S} | \hat{R}(\boldsymbol{S},t) - \hat{R}(\boldsymbol{S}+\boldsymbol{l}_i,t) \leq \hat{r}_i\}$，否则 $b_{it} = C + v$，若 $t < T$，$t = t + 1$ 转回 Step 2。

算法3.4的计算复杂度为 $O(\boldsymbol{n}^2)$，当患者类型 $I \geq 2$ 时，与直接求解动态规划相比，启发式算法可以极大地降低状态空间维度，从而节省计算时间。下面将通过数值算例分析该算法的有效性。

3.4 数值算例

3.4.1 不同预约方案结果分析

考虑系统中存在两类患者，$i=1,2$，两类患者接受服务所需要的单位时间槽数量分别为 $l_1=2$，$l_2=1$，每个预约阶段至多有一名患者到达，预约系统每接受一位预约患者的请求带来的单位收益 $r_1=200$，$r_2=100$，在预约阶段，已预约患者可取消当前预约，取消预约给系统带来的单位损失为 $c_1=r_1=200$，$c_2=r_2=100$，不同患者发出预约请求和取消预约的概率由表 3.1 给出。假设医生固定服务能力 $C=15$，最大超订量 $v=5$，为简便见，假设第一类患者在就诊当天全部到达，即第一类患者爽约率 $\alpha_1=0$，第二类患者的爽约率 $\alpha_2=0.4$。爽约患者给系统带来额外的单位损失 $\pi=250$，医生加班单位成本 $d=250$。

表 3.1 患者请求预约概率和取消预约概率

预约阶段 t	[1,10]	[11,20]	[21,T]
p_{1t}	0.2	0.2	0.1
p_{2t}	0.05	0.25	0.4
q_{it}	0.025	0.018	0.005

利用以上参数，首先分别根据算法 3.1 和算法 3.4 对动态规划模型和近似模型进行求解，获得最优预约准则，然后通过蒙特卡罗模拟对患者到达过程进行仿真，获得两种算法下的系统利润期望值。为更好地说明近似算法的有效性，同时考虑先到先服务（FCFS）的预约模式，即当患者发出预约请求时，若接受该预约后系统已预约时间槽总数不超过 $C+v$，则接受该患者，否则拒绝。

表 3.2 给出了动态规划、启发式方法和先到先服务三种预约策略下预约系统获得的利润均值，结果表明，通过启发式算法和求解动态规划获得的结果要远远优于传统的先到先服务准则。对比启发式算法的结果和求解

动态规划的结果，可以发现两种算法求解结果差距较小，启发式算法记录的是两类患者当前占用时间槽的总数量，决策变量为各个预约阶段两类患者的预约上限，因此所需状态空间为 $I \times T$ 的二维矩阵，其中 I 表示患者类别数量，在上述算例中 $I=2$；对于动态规划方法，需要决策的是给定当前两类患者预约数量，当新患者到达时决定是否接受该患者，其决策变量的状态空间为 $N_1 \times N_2 \times T$ 的三维矩阵，其中 N_1、N_2 分别表示两类患者的最大预约数量。随着患者种类的增多，启发式算法所需状态空间始终为 $I \times T$ 的二维矩阵，而动态规划决策变量的状态空间为 $N_1 \times N_2 \times \cdots \times N_I \times T$ 的高维矩阵，因此启发式算法计算效率高于动态规划方法。此外，从表中可以发现，启发式算法和动态规划求得的结果随预约周期的增加而增大，而先到先服务的预约策略获得的期望利润随预约周期的延长呈现减少的趋势。造成这一结果的原因在于，随着预约周期的延长，在预约阶段后期系统内已接受预约的患者数量增多，而患者取消预约率与患者数量呈正相关，因此此时取消预约的患者也会随之增多，启发式算法和动态规划策略会在预约初期拒绝部分第二类患者的预约，从而中和部分患者取消预约的影响。下面通过进一步分析启发式算法和动态规划获得的预约策略对上述结果进行分析。

表 3.2　不同预约策略的期望利润

T	R_{DP}①	R_{He}①	Gap1②	R_{FCFS}①	Gap2②
30	735.65	715.21	2.69%	643.72	12.42%
40	837.23	813.45	2.82%	633.33	24.34%
50	937.16	894.93	4.50%	614.35	34.43%
60	1 017.01	952.73	6.32%	547.65	49.16%
70	1 070.13	975.45	8.89%	499.63	53.34%
80	1 103.50	1 010.56	8.42%	519.5	52.92%

①下标 DP、He、FCFS 分别表示动态规划、启发式算法以及先到先服务的预约策略
②Gap1 = $(R_{DP} - R_{He})/R_{DP}$，Gap2 = $(R_{DP} - R_{FCFS})/R_{DP}$

令预约周期 $T = 50$，由于动态规划求解的状态空间过于庞大，图3.2仅给出了动态规划求得的不同预约时段的最大预约限制。从图3.2可以看出，在预约阶段初期只允许第一类患者预约，第二类患者在最后阶段开放预约，且距就诊日期越近对第二类患者分配的容量越多，相应地减少了为第一类患者预留的容量。图3.3给出了采用启发式算法获得的预约策略：与动态规划策略相似的是，在预约阶段初期，为第一类患者预留较高的容量限制，在接近就诊日期时逐渐接受第二类患者的预约；与动态规划策略不同的是，在预约阶段后期同时接受两类患者的预约，直至达到医生最大服务能力，即在医生服务能力范围内，始终接受第一类患者的预约。t越接近0表示离就诊日期越近，由表3.1可知，在预约阶段后期，第二类患者出现概率较低，而在初始预约阶段，第二类患者到达率较高。在预约阶段初期，第二类患者虽然有较高的到达率，但由于预约策略的限制，患者请求会被拒绝；在预约阶段末期，若接受较多的第二类患者，由于第二类患者存在爽约行为，会造成就诊当天患者爽约成本的增多；若接受较多的第一类患者，由于第一类患者在就诊当天以概率1出现，接受过多第一类患者预约请求会带来医生加班时间的增多。对于动态规划策略，在预约阶段末期更倾向于接受第二类患者的预约，而启发式算法获得的策略

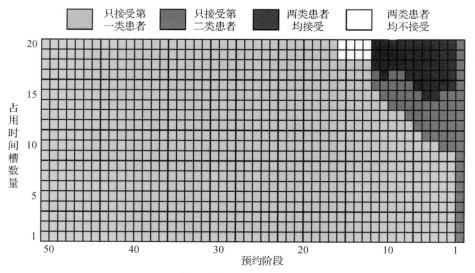

图3.2　基于动态规划的患者预约策略

会在医生工作能力允许范围内同时接受两类患者预约，且更倾向于接受第一类患者的预约请求。在就诊日，启发式算法获得的策略既存在患者爽约成本，也有医生加班成本，而动态规划得到的策略在就诊当日主要为患者爽约成本，因此相对来说动态规划获得的策略期望利润略高于启发式算法。

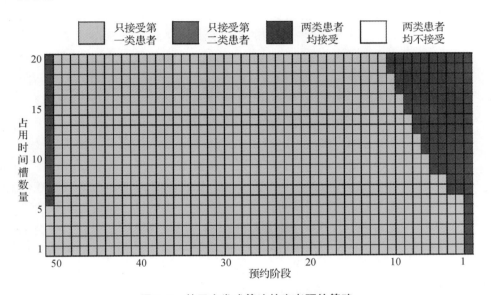

图 3.3　基于启发式算法的患者预约策略

下面来看不同参数对各预约策略期望利润的影响。图 3.4 比较了患者单位收益的变化对系统期望利润的影响。从图中可以发现，三种预约策略下系统期望利润均随第一类患者单位收益的增加而递增；而基于动态规划和启发式算法获得的预约策略在第二类患者收益增加时，系统期望利润变化较为平缓，甚至在 r_2 的部分区间内，会出现期望利润随第二类患者利润的增加而小幅减小。这是因为当接受一个第一类患者带来的收益增多时，系统会为第一类患者保留更多的服务能力，第一类患者带来的边际期望利润随着 r_1 的增加而增加，因此会带来系统期望利润的提高。当接受一个第二类患者带来的收益增多时，系统会增加为第二类患者预留的容量限制，第二类患者的增多会带来就诊当天爽约患者的增多，从而增加爽约成本，因此无法判断系统期望利润关于第二类患者单位收益的单调性。图 3.5 给出了两类患者取消预约成本变化对结果的影响。从图中可以看出，随着第一类患者取消预约成本的增加，三种预约策略获得的期望利润均会减少，由启发式算法获得的预约策略得到的期望利润与通过动态规划求解获得的期望利润值没有较大差异，并显著优于先到先服务策略。第二类患者取消预约成本的增加对动态规划算法影响较小，而对启发式策略和先到先服务策略影响比较显著，对于启发式算法获得的预约策略，期望利润随着取消预约成本的增加呈现先减少后增加的趋势，且与动态规划获得的结果差距逐渐缩小。造成这一现象的原因在于，启发式策略的状态变量为预约时间槽的总量，而非每类患者预约的数量，在这种情况下，由于第二类患者所需服务时间小于第一类患者，当第二类患者取消预约成本 c_2 低于接受该患者预约带来的收益 r_2 时，系统会选择接受更多的第二类患者，第二类患者的增多会带来较高的爽约成本，当第二类患者取消预约成本较低时，接受更多的第二类患者会给系统带来较高的边际收益，第二类患者在就诊当天爽约的成本与这一边际收益可以相互抵消，因此在患者取消预约成本较低时，启发式算法得到的预约策略会优于动态规划的结果。随着取消预约成本的增加，系统接受一个第二类患者带来的边际收益降低，因此曲线会呈现减少的趋势；而当取消预约成本增加时，系统会减少第二类患者的预约数量，更多第一类患者进入系统会带来更多的利润，因此利润取消会呈现先减少后增加的趋势。而在实际应用中，当患者取消预约时，医院除损失该患者带来的利润外，还会对系统带来一定的机会成本损失，因此患者取消预约的成本往往至少等于接受该患者的收益。

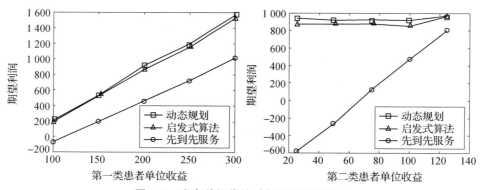

图 3.4　患者单位收益对期望利润的影响

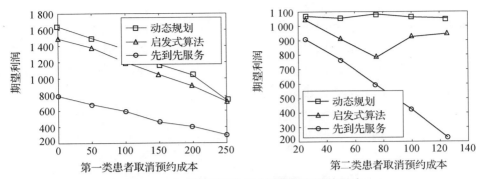

图 3.5　患者取消预约成本对期望利润的影响

图 3.6 给出了医生单位加班成本的变化对期望利润的影响。从图中可以看出，随着医生加班成本的增加，期望利润整体呈减少趋势，而当单位加班成本高于患者爽约成本时，系统会降低第一类患者的预约水平，通过超订抵消患者爽约带来的损失，因此会带来最终结果的波动。

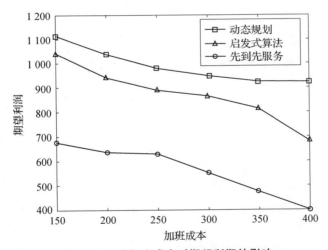

图 3.6　医生加班成本对期望利润的影响

图 3.7 比较了第二类患者爽约成本和爽约率的变化对系统期望利润的影响。从图中可以发现，对动态规划和启发式算法获得的预约策略，爽约成本的增加对系统期望利润造成的波动较小，系统期望利润随爽约成本的增加先减少后增加。这是因为随第二类患者爽约成本的增加，决策者会减少为第二类患者预留的容量，从而减少由于患者爽约对系统带来的损失，

当爽约成本高于加班成本时，患者爽约对系统造成的影响高于超订造成的影响，此时系统会仅接受第一类患者的预约，因此当 $\pi > 250$ 时，系统期望利润趋于平稳。同样地，随着患者爽约率的增加，动态规划和启发式算法获得的系统期望利润也呈现先减少后增加的趋势，期望利润的波动与第二类患者预约限制的变化相关。此外，从图中还可发现，这是由于先到先服务策略不存在患者预约限制，患者爽约成本和爽约率的增加会造成系统总爽约成本的增加，系统期望利润随患者爽约成本和爽约率的增加逐渐减少。

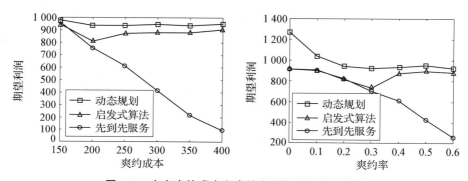

图 3.7　患者爽约成本和爽约率对期望利润的影响

通过数值算例可以看出，在假设参数条件下，通过动态规划和启发式算法得到的预约策略均会为第一类患者保留一定的预约容量，当患者爽约的期望成本较高或患者取消预约的单位成本较高时，启发式算法得到的预约策略与动态规划的解更接近，算法具有较高的效率。在现有的参数假设下，由于在预约阶段开始时第二类患者到达率较高，传统的先到先服务预约方案会接受更多的第二类患者，因此爽约率、爽约成本以及第二类患者取消预约成本变化对其结果的影响比较显著。比较三种预约策略可以发现，启发式策略获得的结果在大多数情形下与动态规划的结果差距较小，且算法效率高于动态规划算法，计算结果优于传统的先到先服务方案，具有一定的优越性。

3.4.2　参数变化对启发式预约策略的影响

为更好地分析参数变动对预约策略的影响，仍考虑系统中存在两类患者的情况，预约周期 $T = 50$，其他参数假设与 3.4.1 相同。首先，图 3.8 和图 3.9 分别给出了两类患者单位收益对预约策略的影响，其中横坐标表示预约周期，即纵坐标表示患者预约容量限制，即允许患者占用的最大时间槽数量。从图中可以发现，第一类患者单位收益的变化对第一类患者的预约策略影响较大，当第一类患者带来的单位收益较低时，在预约阶段初期会减少为该类患者分配的容量，当第一类患者带来的单位收益 r_1 大于第二类患者的单位收益 r_2 时，若系统当前预约数量未达到最大预约限制 $C + v$，则始终接受第一类患者的预约。第二类患者单位收益的变化会对两类患者的预约策略均带来影响，随着第二类患者单位收益的增加，系统会减少为第一类患者分配的容量，并增加接受第二类患者的数量。但同时需要注意的是，接受过多的第二类患者会带来患者爽约总成本的增加，因此系统期望利润呈现图 3.4 所示的变化趋势。

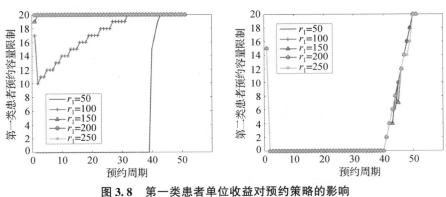

图 3.8　第一类患者单位收益对预约策略的影响

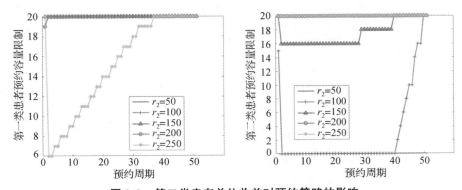

图 3.9　第二类患者单位收益对预约策略的影响

图 3.10 和图 3.11 分别给出了两类患者取消预约成本对预约策略的影响。从图中可以发现，取消预约成本变化对第一类患者的预约容量限制影响不大，在启发式算法获得的预约策略下，系统始终接受第一类患者的预约直至达到医生服务能力上限。第一类患者取消预约概率对第二类患者的预约容量限制影响主要在预约阶段的末期，且预约限制的波动较小；而第二类患者取消预约成本变化对第二类患者的预约容量限制影响较大，当患者取消预约成本较低时，在预约阶段初期可同时接受两类患者预约，而随着患者取消预约成本的增加，会逐渐减少接受第二类患者的数量。观察图 3.11，当第二类患者取消预约成本高于其带来的收益 $r_2 = 100$ 时，在预约阶段前期不接受第二类患者预约，直至在预约周期的最后阶段才开始接受第二类患者的预约请求。这也是导致在图 3.5 中启发式算法获得的预约策略期望收益随第二类患者取消预约概率先减小后增加，并在 $c_2 = 100$ 附近出现拐点的原因。

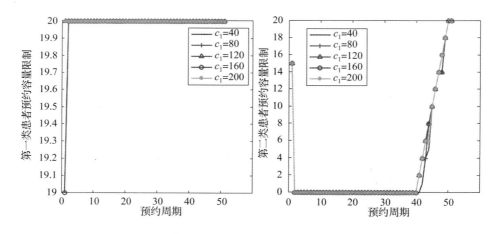

图 3.10 第一类患者取消预约成本对预约策略的影响

图 3.12 给出了医生单位加班成本对两类患者预约策略的影响。从图中可以发现，医生加班成本变化对两类患者的预约容量限制影响较小，这也与图 3.6 中加班成本变化对系统期望利润的负相关影响相一致。

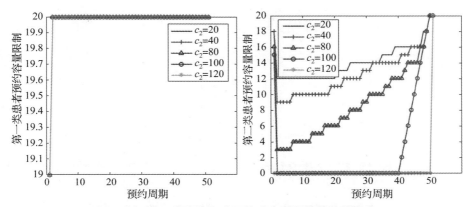

图 3.11 第二类患者取消预约成本对预约策略的影响

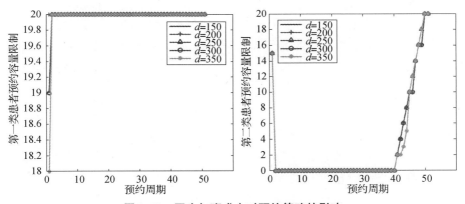

图 3.12 医生加班成本对预约策略的影响

图 3.13 对比了不同爽约成本和爽约率下的第二类患者预约限制。随着第二类患者爽约单位成本的增加，在预约周期的初期第二类患者的预留容量越小，当患者爽约的成本高于医生单位加班成本时，系统不接受任何第二类患者的预约。同样地，随着第二类患者爽约率的增加，系统接受的第二类患者也会逐渐减少，甚至不接受第二类患者的预约。从图 3.13 可发现，当 $c_n \in (200, 250)$，$\alpha \in (0.3, 0.4)$ 时，随着患者爽约成本和爽约率的增加，对第二类患者的预约容量限制有明显改变，在预约阶段的前期不接受第二类患者预约。该结果与图 3.7 中启发式策略获得的期望利润先减小后增大的拐点出现位置一致。

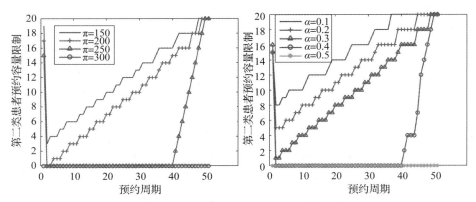

图 3.13 第二类患者爽约成本和爽约率对预约策略的影响

通过分析参数变化对启发式算法下预约策略的影响可发现，第一类患者虽然占用时间槽数量多，但由于其爽约率低且带来的收益更高，因此在预约过程中享有更高的优先权。在上述参数假设下，预约阶段有第一类患者发出请求且已预约容量在医生服务能力之内时，该请求会被系统接受，参数变动对其预约限制影响不大；而第二类患者由于存在就诊当天的爽约行为，参数的变化会对该类患者的预约限制带来较大的影响，当患者爽约率和爽约成本较低时在预约初期会选择适当接受该类患者请求，而随着爽约率和爽约成本的增加，会逐渐减少对第二类患者分配的容量，仅在预约阶段末期接受该类患者的预约请求。

3.5 本章小结

本章考虑患者服务时间、患者取消预约以及爽约行为的异质性，基于马尔可夫决策过程建立动态规划模型，研究了考虑患者动态到达的门诊预约策略。在对模型性质分析的基础上对模型进行近似简化，设计启发式算法求解，并将启发式算法得到的预约策略和求解动态规划获得的预约策略通过蒙特卡罗模拟进行仿真，结果显示，患者爽约成本、取消预约成本、医生加班成本的增多会降低系统的期望利润。此外，启发式算法获得的预约策略明显优于传统的先到先服务策略，且随着患者爽约率、爽约成本以及取消预约成本的增高，启发式算法与动态规划获得的平均利润差距逐渐减小,可以说明算法的有效性。此外,启发式算法可以降低状态空间维度,在保证计算效率的同时节约计算时间。进一步地,分析了参数变动对启发式预约策略的影响,给出了各类患者在预约周期各个阶段的最大预约容量。结果显示,当某类患者爽约率、爽约成本以及取消预约的成本较高时,系统会减少对该类患者分配的预约容量,而为其他患者预留更多的容量;当患者单位收益增加时,会相应地为该类患者增加预约容量。

根据数值结果,若患者爽约率或爽约成本较高,系统会逐渐减少分配给该类患者的预约容量,甚至在大部分预约阶段不接受该类患者的预约,在现实应用中,这种处理方式虽然可以有效地减少患者爽约带来的损失,但拒绝患者的预约请求会极大地降低患者满意度。同时注意到,患者爽约率的降低会带来系统期望利润的增加,因此为保证医疗服务的公平性,在实际操作中,决策者可通过采取一定的干预手段减少患者的爽约行为,如在就诊前进行电话确认、微信或短信提醒患者就医等;对爽约次数较多的患者,对其实行一定的惩罚措施,如取消其预约资格、在患者确认预约时提前收取挂号费等。

第 4 章　固定预约时间间隔的异质患者序贯预约调度

4.1 引言

第 3 章针对预约系统内一个时间段的预约策略进行了研究,并假设所有患者均在服务开始前到达,按照预约顺序接受服务。这种预约方式可以最小化医生空闲时间和加班时间,尤其在口腔科、放射科等需要使用医疗设备的科室,该预约方式可减少设备的空转和超负荷运行。但当患者数量较多时,若所有患者均在就诊时间前到达系统,会导致诊疗室的拥堵和患者等待时间的延长。统计数据表明,在某些大型医院,有 30% 以上的患者候诊时间多于一个小时[149],等待时间长而就诊时间短的现象难以避免,从而极大地降低了患者就诊满意度。

在预约系统中,可令相邻患者到达时间的间隔即患者预约时间间隔为固定数值,如每隔 10 分钟或 15 分钟为一个预约时间点;固定患者预约时间间隔的预约模式由于在实际中比较容易实施,在现代门诊[150]和预约调度理论研究[19,22,28,74]中得到了广泛的应用。在实际就诊过程中,系统中往往存在多类患者,不同患者所需服务时间不同,患者之间服务时间的差异以及患者服务时间与固定预约时间间隔的不同会导致医生空闲、设备闲置或患者等待,因此如何设计合理的预约调度机制,通过控制服务时间不同的异质患者到达门诊的时间,减少患者的等待时间以提高医疗服务效率,同时减少医生空闲时间和加班时间以提高医疗资源利用率,是门诊医疗资源调度的关键问题之一[3]。

一般情况下,患者发出预约请求的时间与实际就诊日期会相隔较长的时间，就诊当天患者可能会发生爽约行为，从而造成医疗资源的浪费。与第 3 章类似，为减少患者爽约行为对系统的影响，可通过超订策略在同一时间槽内安排多位患者就诊[32]。超订策略可以有效提高医疗资源利用率和医生的工作效率，但同时也会造成患者等待时间的增加和诊疗室的拥堵，因此如何设计患者预约策略、确定超订患者数量也是需要重点关注的问题。

此外，在门诊服务过程中，不同科室患者所需服务时间，甚至同一科室不同类型患者所需服务时间可能都会存在较大的差异，此时若采用单一预约间隔时间会导致患者等待时间延长、医疗资源利用率下降。以口腔科为例，根尖周炎、牙髓炎所需治疗时间平均在 60~100 分钟，龋病、牙敏感平均治疗时间为 30 分钟[151]，采用单一预约时间间隔会造成整体服务效率的低下，此时可考虑将患者按就诊时间、病情等进行归类，分成若干模块，分别对各个模块内的患者进行调度，实现患者的分时段就诊，可以极大地缓解患者就诊拥堵的状况[152]。基于此，将患者按照服务时间的不同进行分类的分块、分时段调度，既是预约挂号的发展趋势，也是理论研究需要关注的重点之一。

Zacharias 和 Pinedo（2014）[47]在患者服务时间固定的假设下研究了爽约率不同的患者的预约调度模型，Lee 等（2015）[74]同时考虑了服务时间和爽约率不同的异质患者的预约调度问题，以最小化医生空闲时间成本和加班时间成本为目标，设计了初诊患者和复诊患者的预约调度方案。本章将在上述研究的基础上，建立服务时间和爽约率互不相同的异质患者预约调度模型，以最小化患者等待时间成本、医生空闲和加班时间成本为目标，首先在给定患者集合的假设下求解患者最优调度和排序方案，并基于此设计序贯预约调度算法，在患者发出预约请求时立刻决定是否接受该患者预约，并为其指派到达时间。最后，将服务时间差异较大的患者进行分块、分时段调度，通过数值计算说明分块调度的有效性。

本章的其余部分组织如下：4.2 对模型的基本假设和符号加以说明；4.3 分别研究了不考虑患者爽约行为的调度方案以及患者存在爽约行为时引入超订策略的调度方案；在此基础上，4.4 设计了患者序贯预约调度启发式算法和将患者进行分块调度的启发式算法，在患者发出预约请求时立即决定是否接受该预约请求，并为其指派服务时间；数值算例在 4.5 给出，通过比较多种预约方案的结果，验证启发式算法的有效性；最后 4.6 对本章研究内容与研究意义进行总结。

4.2　问题描述与符号规定

本章研究单服务台的门诊预约调度问题。假设门诊每天的开放时间（即医生正常工作时间）固定为 T，门诊医疗服务中不同患者的服务时间往往存在一定的差异：如初诊患者由于所需检查项目较多，一般需要更长的服务时间，如 Lee 等[74]通过统计发现某诊室初诊患者平均服务时间为 13 分钟，复诊患者平均服务时间约为 8 分钟；检查项目、病情等的不同也会使得患者所需服务时间有所不同，如 Huang 和 Verduzco[88]将某医院妇产科患者根据就诊项目分为复检、常规检查、产前检查、产后检查等 8 类，并指出 8 类患者平均服务时间存在显著差异。同时，相关文献指出，同一类别患者所需服务时间相对波动较小[74,153]，因此可利用历史数据获得此类患者的平均服务时间；将患者服务时间固定为确定型常数的方法可以避免将服务时间假设为服从随机分布时可能会带来的对随机变量方差的过高估计[153]。不失一般性，假设预约患者数量为 M，患者的服务时间为确定型变量 l_i，$i=1,2,\cdots,M$，将医生的正常服务时间等分为 N 个时间槽，$N \leq M$，每个时间槽长度即两个预约时间点的间隔固定为 L，$\sum_i l_i \geq NL$。就诊当天，已预约患者会以一定概率发生爽约，患者爽约率可根据患者特征（如年龄、性别、职业等）进行预测，并对患者进行聚类[32,65]。就诊当天患者到达系统时，若前序患者仍在接受服务，则会造成患者等待时间成本；若已预约患者在就诊当天未出现，即发生患者爽约行为，则会产生医生空闲时间成本；若医生在正常工作时间内未服务完所有的已预约患者，则会带来医生的加班时间成本。决策者需要根据患者的服务时间和行为特征决定患者的服务次序，若按照服务时间增序对患者进行排序，可以在一定程度上减少患者等待时间，但同样会带来服务初期医生空闲时间和正常工作时间后医生加班工作时间的延长；反之，若按照服务时间降序对患者排序，可以最大限度地减少医生空闲时间，但会增加患者等待时间，降低患者满意度。因此如何设计预约调度规则使得系统总成本最小，是本章的核心研究问题之一。

依据本章所研究问题的特点，首先做出如下模型假设：

①所有患者均为提前预约的常规患者，不存在当天到达的紧急患者或其他未预约患者；

②患者在就诊当天准时到达，不考虑患者迟到、提前到达的情况；

③患者的爽约行为相互独立；

④患者就诊顺序在服务开始前决定；

⑤分配给各个患者的服务时长均为单位时间槽，即将 M 个患者指派至 N 个时间槽，且每个患者只能安排在一个时间槽就诊，每个时间槽至少安排一个患者就诊。

下面给出本章所用到的符号说明。

(1) 指标

$i = 1, 2, \cdots, M$ 患者指标，其中 M 表示等待调度的患者总数；

$j = 1, 2, \cdots, N$ 时间槽指标，N 表示时间槽数量。

(2) 参数

l_i 患者 i 的服务时间；

α_i 患者 i 的爽约率，$\alpha_i \in [0, 1)$；

c_w 患者单位等待成本；

c_o 医生单位加班成本；

c_d 医生单位空闲成本；

L 单位时间槽长度。

(3) 决策变量

$\boldsymbol{a} = (a_{ij})_{M*N}$ 患者调度方案矩阵，若将患者 i 指派至第 j 个时间槽，则 $a_{ij} = 1$，否则 $a_{ij} = 0$。

4.3 异质患者调度方案

在对患者实现序贯预约调度前，首先需要对给定患者集合的患者最优服务方案进行优化。在给定患者服务时间和患者预约时间间隔的假设下，确定患者预约时间的调度方案本质上等价于决定患者接受服务的顺序，下面将分别在允许超订和不允许超订的假设下求解患者调度方案,实现最小化患者等待时间成本、医生空闲和加班时间成本的目的。

4.3.1　不考虑超订的患者调度方案

首先分析患者数量 $M=N$,即不存在超订的患者排程问题。令 $s=(s_1, s_2,\cdots,s_N)$ 表示患者在就诊当天的出现情况,若第 j 个时间槽内的患者在就诊当天出现,则 $s_j=1$,否则 $s_j=0$。根据 Lee 等(2018)[74],令 b_j 表示在第 j 阶段初,服务完前 j 个患者额外需要的时间。根据前述模型假设和符号规定可知:

$$b_1 = s_1 \left(\sum_{i=1}^{N} a_{i1} l_i \right) \tag{4.1}$$

当 $j \geq 2$ 时,会出现两种情况:①$b_{j-1} \leq L$,表示在第 $j-1$ 阶段结束时医生可以服务完前 $j-1$ 个患者,此时 $b_j = s_j \left(\sum_{i=1}^{N} a_{ij} l_i \right)$;②$b_{j-1} > L$,表示在第 $j-1$ 阶段结束时医生没有服务完前 $j-1$ 个患者,则会对第 j 个患者带来 $b_{j-1} - L$ 的等待时间。综合这两种情况,可得:

$$b_j = (b_{j-1} - L)^+ + s_j \left(\sum_{i=1}^{N} a_{ij} l_i \right) \tag{4.2}$$

下面需要计算系统的期望成本。首先分析患者的等待时间成本,给定患者排序方案 $\boldsymbol{a}$ 和患者在就诊当天是否出现的向量 $\boldsymbol{s}$,显然,当 $j=1$ 时,患者等待时间为零。$j \geq 2$ 时,若 $s_j=0$,患者 j 不出现,因此该患者等待时间为零,若 $s_j=1$,当 $b_{j-1} > L$ 时,第 j 个患者需等待前 $j-1$ 个患者服务完成后方可接受服务。记第 j 个接受服务的患者等待时间为 $W_j(\boldsymbol{a},\boldsymbol{s})$,根据分析可得:

$$W_j(\boldsymbol{a},\boldsymbol{s}) = \begin{cases} 0, & j=1 \\ s_j(b_{j-1}-L)^+ & j>1 \end{cases} \tag{4.3}$$

$$W_{j+1}(\boldsymbol{a},\boldsymbol{s}) = \left(W_j(\boldsymbol{a},\boldsymbol{s}) + s_j \sum_{i=1}^{N} a_{ij} l_i - L \right)^+ \tag{4.4}$$

由式(4.3)和式(4.4)可发现,患者等待时间依赖于患者排序 $\boldsymbol{a}$ 和患者在就诊当天的到达情况 $\boldsymbol{s}$。给定 $\boldsymbol{a}$ 和 $\boldsymbol{s}$,所有患者的等待时间总和 $W(\boldsymbol{a},\boldsymbol{s}) = \sum_{j=1}^{N} W_j(\boldsymbol{a},\boldsymbol{s})$。

引入一个爽约率和服务时间均为零的虚拟患者 $N+1$，并在医生正常服务时间后引入一个时间长度为零的虚拟时间槽 $N+1$，将患者 $N+1$ 指派至时间槽 $N+1$，则该虚拟患者的等待时间即为医生的加班时间：

$$O(\boldsymbol{a},\boldsymbol{s}) = W_{N+1}(\boldsymbol{a},\boldsymbol{s}) = \left(W_N(\boldsymbol{a},\boldsymbol{s}) + s_N \sum_{i=1}^{N} a_{iN} l_i - L\right)^+ \quad (4.5)$$

医生空闲时间 $D(\boldsymbol{a},\boldsymbol{s})$ 可根据医生实际工作时间和加班时间得到：

$$D(\boldsymbol{a},\boldsymbol{s}) = NL + O(\boldsymbol{a},\boldsymbol{s}) - \sum_{j=1}^{N}\sum_{i=1}^{N} a_{ij} l_i s_j \quad (4.6)$$

结合式（4.4）至式（4.6），可得系统的总成本为：

$$\begin{aligned}C(\boldsymbol{a},\boldsymbol{s}) &= c_w \sum_{j=1}^{N} s_j W_j(\boldsymbol{a},\boldsymbol{s}) + c_o O(\boldsymbol{a},\boldsymbol{s}) + c_I D(\boldsymbol{a},\boldsymbol{s}) \\ &= c_w \sum_{j=1}^{N} s_j W_j(\boldsymbol{a},\boldsymbol{s}) + c_o W_{N+1}(\boldsymbol{a},\boldsymbol{s}) + \\ &\quad c_I \left(NL + W_{N+1}(\boldsymbol{a},\boldsymbol{s}) - \sum_{j=1}^{N}\sum_{i=1}^{N} a_{ij} l_i s_j\right)\end{aligned} \quad (4.7)$$

此时最小化系统期望成本的模型可由下述混合整数规划给出：

$$(\mathrm{P}) \quad \min_{\boldsymbol{a}} \mathrm{E}[C(\boldsymbol{a},\boldsymbol{s})] \quad (4.8)$$

$$\text{s.t.} \quad \sum_{i=1}^{N} a_{ij} = 1 \quad j = 1,2,\cdots,N \quad (4.9)$$

$$\sum_{j=1}^{N} a_{ij} = 1 \quad i = 1,2,\cdots,N \quad (4.10)$$

$$W_{j+1}(\boldsymbol{a},\boldsymbol{s}) = \left(W_j(\boldsymbol{a},\boldsymbol{s}) + s_j \sum_{i=1}^{N} a_{ij} l_i - L\right)^+ \quad (4.11)$$

$$a_{ij} \in \{0,1\} \quad (4.12)$$

由于各患者的行为相互独立，任一患者在就诊当天的行为服从参数为 α_i 的两点分布，给定患者排序后，患者在就诊当天是否出现共有 2^N 种可能。就诊当天第 j 个时间槽的患者出现的概率 $P(s_j = 1) = \sum_{i=1}^{N} a_{ij}(1 - \alpha_i)$，随机变量 s_j 依赖于患者排序，每个阶段 j 患者的等待时间均与决策变量 $\boldsymbol{a}$ 和患者爽约率 α 相关，因此直接求解上述规划模型比较复杂，下面对模型性质进行分析，以寻找最优调度方案。

根据 Cayirli 等（2012）[133]、Zacharias 和 Pinedo（2014）[47]、Lee 等（2018）[74]，医生空闲和加班时间成本远高于患者的等待时间成本。考虑

到对于给定的患者排序方案 $\boldsymbol{a}$，有

$$E(D(\boldsymbol{a},\boldsymbol{s})) + \sum_{i=1}^{M}(1-\alpha_i)l_i = E(O(\boldsymbol{a},\boldsymbol{s})) + NL \quad (4.13)$$

其中，$E(D(\boldsymbol{a},\boldsymbol{s}))$、$E(O(\boldsymbol{a},\boldsymbol{s}))$ 分别表示医生期望空闲时间和加班时间。根据式（4.13）可知，最小化医生期望加班时间与最小化医生期望空闲时间等价。基于此，本章将考虑决策者在制定决策时更偏好于降低医生加班时间成本的预约策略，提出以最小化医生加班时间成本为目标函数的松弛问题（RP）。

$$(\text{RP}) \quad \min_{\boldsymbol{a}} E[c_o O(\boldsymbol{a},\boldsymbol{s})] \quad (4.14)$$

进一步地，根据 Lee 等（2015）[74]，首先在患者爽约率为零时，求解不存在医生空闲时间的患者调度方案，此时 $s_j = 1, j = 1,2,\cdots,N$，$N$ 个患者接受服务所需要的时间为 $\sum_{i=1}^{N} l_i$，即医生的实际工作时间，根据式（4.13），若医生空闲时间为零，则医生期望加班时间也达到最小。由此提出原问题的变形：

$$(\text{RP}_0) \quad \min_{\boldsymbol{a}} E[c_w W(\boldsymbol{a})] \quad (4.15)$$

$$\text{s.t.} \quad D(\boldsymbol{a}) = 0 \quad (4.16)$$

令 $\boldsymbol{\Gamma}$ 表示（RP_0）的可行集，则 $\boldsymbol{\Gamma}$ 为所有医生空闲时间为零的患者调度方案。

定理 4.1 若患者爽约率为零，则当且仅当 $\sum_{j=1}^{n}\sum_{i=1}^{N} a_{ij} l_i \geq nL(\forall 1 \leq n \leq N)$ 时调度方案 $\boldsymbol{a}$ 满足问题（RP_0）的约束条件（4.16）。

证明： 首先对命题的充分性进行证明。由假设，$\sum_{i=1}^{N} l_i \geq NL$，因此单位时间槽长度 L 小于所有患者服务时间的平均值，当 $n=1$ 时必然存在 $l_i \geq L$，此时第一个时间槽医生空闲时间 $d_1 = (L-b_1)^+ = 0$。为简便起见，记 $L_j = \sum_{i=1}^{N} a_{ij} l_i$，即 L_j 表示第 j 个时间槽患者所需的服务时间。当 $n=2$ 时，$b_2 = (b_1-L)^+ + L_2 = b_1 - L + L_2 = L_1 + L_2 - L$，根据已知条件 $\sum_{j=1}^{n} L_j \geq nL$，同样有 $d_2 = (L-b_2)^+ = (2L-L_1-L_2)^+ = 0$。

采用数学归纳法进行证明。假设当 $j \leq n-1$ 时，医生空闲时间 $d_j = 0$，则

此时 $b_{n-1} = \sum_{j=1}^{n-1} L_j - (n-2)L$, $d_{n-1} = (L - b_{n-1})^+ = \left((n-1)L - \sum_{j=1}^{n-1} L_j\right)^+ = 0$。在第 n 个阶段，$b_n = (b_{n-1} - L)^+ + L_n = \sum_{j=1}^{n} L_j - (n-1)L$，由于 $\sum_{j=1}^{n} L_j \geq nL$，可以得到第 n 个服务阶段医生的空闲时间 $d_n = (L - b_n)^+ = \left(nL - \sum_{j=1}^{n} L_j\right)^+ = 0$。因此可推断 $\forall 1 \leq n \leq N$，若均有 $\sum_{j=1}^{n} L_j \geq nL$ 成立，则医生空闲时间为零。

再来证明原命题的必要性，即寻找当医生空闲时间为零时患者调度方案需满足的条件，采用反证法加以说明。

当 $n=1$ 时，若使医生无空闲时间，第一个接受服务的患者服务时间需满足 $L_1 \geq L$。假设 $j=n$ 为第一个不满足 $\sum_{j=1}^{n} L_j \geq nL$ 的时间槽，即 $\sum_{j=1}^{n} L_j < nL$，此时 $d_n = (L - b_n)^+ = \left(nL - \sum_{j=1}^{n} L_j\right)^+ > 0$，即医生空闲时间不为零，与已知条件矛盾，因此若系统不存在医生空闲时间时必然有 $\sum_{j=1}^{n} L_j \geq nL$。

综上，系统不存在医生空闲时间的充要条件为患者调度方案满足 $\sum_{j=1}^{n} L_j \geq nL$。

根据定理 4.1 的结论，可得到不考虑患者爽约行为时求解问题（P）最优调度方案的混合整数规划：

$$(\text{MIP}) \quad \min_{a} \sum_{j=1}^{N} W_j(\boldsymbol{a}) \tag{4.17}$$

$$\text{s.t.} \quad \sum_{i} a_{ij} = 1 \quad j = 1, 2, \cdots, N \tag{4.18}$$

$$\sum_{j} a_{ij} = 1 \quad i = 1, 2, \cdots, N \tag{4.19}$$

$$W_1 = W_{N+1} = 0 \tag{4.20}$$

$$W_j \geq W_{j-1} + \sum_{i=1}^{N} a_{i,j-1} l_i - L \quad j = 2, 3, \cdots, N \tag{4.21}$$

$$W_{j-1} + \sum_{i=1}^{N} a_{i,j-1} l_i - L \geq 0 \tag{4.22}$$

$$W_j \geq 0 \quad j = 1, 2, \cdots, N \tag{4.23}$$

$$a_{ij} \in \{0,1\} \qquad (4.24)$$

在上述混合整数规划问题中，式（4.18）保证了每个时间槽只能有一个患者，式（4.18）和式（4.19）共同保证了所有患者都得到了安排且每个患者只能安排一个服务时间，式（4.20）中引入虚拟患者 $N+1$ 并利用该虚拟患者的等待时间表示医生的加班时间，式（4.22）限制了医生空闲时间为零，式（4.21）和式（4.23）给出了患者的等待时间约束。观察问题（MIP）可发现，该问题的状态空间维度为 2^{N^2}，在多项式时间内无法通过整数规划获得最优解，根据定理 4.1 的结论，可采用动态规划或决策树的方法求解患者服务顺序的最优路径。但根据 Lee 等（2018）[74]，在原模型假设下，利用动态规划求解上述问题的时间复杂度为 $O(N^N)$，因此同样不适合大规模计算。基于此，将进一步分析模型性质，以设计简便算法对原问题进行求解。

推论 4.1 假定 N 个患者服务时间满足 $l_N \leq l_{N-1} \leq \cdots \leq l_1$，令 $\boldsymbol{a}_u$ 表示患者服务顺序为服务时间降序的排队方案，即当 $i=j$ 时 $a_{ij}=1$，否则 $a_{ij}=0$，则 $\boldsymbol{a}_u$ 给出了（RP_0）问题的上界。

证明： 首先需要证明 $\boldsymbol{a}_u$ 的可行性。由于 $L \leq \sum_{i=1}^{N} l_i / N$，即单位时间槽长度 L 不大于所有患者服务时间的均值，因此必然存在 $1 \leq i \leq N$ 满足 $L \leq l_i$。记 $k = \max\{i \mid l_i \geq L\}$，则当 $m \leq k$ 时，显然有 $\sum_{i=1}^{m} l_i \geq mL$。而对于 $\forall i > k$，患者 i 的服务时间 l_i 小于 L，当 $m > k$ 时，若要说明 $\boldsymbol{a}_u$ 的可行性，需证明 $\sum_{i=1}^{m} l_i \geq mL$。观察 $\boldsymbol{a}_u$ 不难发现，此时 $\sum_{i=m+1}^{N} l_i < (N-m)L$。由于 $\sum_{i=1}^{N} l_i \geq NL$，因此当 $m > k$ 时必然有 $\sum_{i=1}^{m} l_i \geq mL$，即 $\boldsymbol{a}_u$ 是问题（RP_0）的可行解。

根据定理 4.1，对于 $\forall \boldsymbol{a} \in \boldsymbol{\Gamma}$，$\sum_{j=1}^{n} l_j \geq nL$，第 n 个患者的等待时间为：

$$W_n = (b_{n-1} - L)^+ = \sum_{j=1}^{n-1} l_j - (n-1)L \qquad (4.25)$$

考虑到第一个患者的等待时间为零，可得所有患者的等待时间总和为：

$$W(\boldsymbol{a}) = \sum_{n=2}^{N} W_n(\boldsymbol{a}) = \sum_{n=2}^{N} \left[\sum_{j=1}^{n-1} l_j - (n-1)L \right] \quad (4.26)$$
$$= \sum_{n=2}^{N} \sum_{j=1}^{n-1} l_j - \sum_{n=2}^{N} \sum_{j=1}^{n-1} (n-1)L$$

患者排序对 $W(\boldsymbol{a})$ 的第二项不产生影响，因此若使等待时间最大，只需令 $\sum_{n=2}^{N} \sum_{j=1}^{n-1} l_j$ 达到最大；显然，当且仅当 $L_1 \geq L_2 \geq \cdots \geq L_N$ 时 $\sum_{n=2}^{N} \sum_{j=1}^{n-1} l_j$ 最大。

综上，$\boldsymbol{a}_u$ 提供了问题（RP_0）的上界。

在推论 4.1 的证明过程中可以发现，对于问题（RP_0）的可行解，患者的等待时间仅取决于 $\sum_{n=2}^{N} \sum_{j=1}^{n-1} l_j$，由此可依据如下算法设计患者调度方案。

算法 4.1

Step 1. 给定患者集合和相应的服务时间，令 $S = 0$，$j = 1$，Patient $= \{1, 2, \cdots, N\}$；

Step 2. 选择患者 $i = \min\{k \mid S + l_i \geq jL\}$；

Step 3. 将患者 i 指派至第 j 个时间槽，即 $a_{ij} = 1$，令 $S = S + l_i$，Patient $=$ Patient $\setminus \{i\}$，$j = j + 1$，若 $j \leq N$ 返回 Step 2，否则结束。

当系统中只有两种类型的患者时，Lee 等（2018）[74] 证明了该算法给出了问题（RP_0）的最优解，但是当系统中存在多种类型患者，且患者服务时间互不相同时，算法 4.1 的最优性无法保证，但可作为模型的近似解为设计患者的预约调度方案提供思路。

上述分析是针对患者在就诊当天不存在爽约行为的情况展开讨论的，当患者爽约率不全为零时，则会出现医生的空闲时间。考虑到 $\boldsymbol{\Gamma}$ 为所有医生空闲时间为零的患者调度方案，根据 Lee 等（2018）[74]，有：

定理 4.2 若 $\sum_{i=1}^{N} l_i = NL$，对于任意调度方案 $\boldsymbol{a} \in \boldsymbol{\Gamma}$，医生期望空闲时间相等，且医生期望空闲时间和加班时间小于任意调度方案 $\boldsymbol{a}' \notin \boldsymbol{\Gamma}$ 的医生空闲时间和加班时间。

证明：首先，当 $\alpha_i \geq 0$ 时，对任意调度方案 $\boldsymbol{a} \in \boldsymbol{\Gamma}$，医生空闲时间为零，由于 $\sum_{i=1}^{N} l_i = NL$，根据式（4.13），医生加班时间为零。由假设，给定调度方案 $\boldsymbol{a}$ 和向量 $\boldsymbol{s} = (s_1, s_2, \cdots, s_N)$，$s_j = 1$ 表示第 j 个接受服务的患者

在就诊当天出现，$s_j = 0$ 表示患者发生爽约行为，则

$$P(s_j = 1) = \sum_{i=1}^{N} a_{ij}(1 - \alpha_i) \tag{4.27}$$

就诊当天实际出现的患者期望数量为：

$$\sum_{j=1}^{N} P(s_j = 1) = \sum_{j=1}^{N} \sum_{i=1}^{N} a_{ij}(1 - \alpha_i) = \sum_{i=1}^{N} \sum_{j=1}^{N} a_{ij}(1 - \alpha_i) = \sum_{i=1}^{N} (1 - \alpha_i) \tag{4.28}$$

此时医生期望实际工作时间为：

$$t = \sum_{j=1}^{N} P(s_j = 1) l_j = \sum_{i=1}^{N} (1 - \alpha_i) l_i \tag{4.29}$$

由于不存在医生加班时间，因此医生期望空闲时间为 $(NL - t)$。根据式（4.29），医生期望空闲时间与预约调度方案无关，因此对于任意 $t \in \boldsymbol{\Gamma}$，医生期望空闲时间相等。

假设 $\boldsymbol{a}' \notin \boldsymbol{\Gamma}$，下面比较调度方案 $\boldsymbol{a}$ 和 $\boldsymbol{a}'$ 的医生加班时间和空闲时间。首先根据方案 $\boldsymbol{\Gamma}$ 的定义，当患者不存在爽约行为时，方案 $\boldsymbol{a}$ 医生的工作时间 $T = NL$，方案 $\boldsymbol{a}'$ 医生的工作时间 $T' > NL$；当存在患者爽约行为时，方案 $\boldsymbol{a}$ 医生的加班时间必然为零，而方案 $\boldsymbol{a}'$ 的医生加班时间非负，因此方案 $\boldsymbol{a}$ 的医生期望加班时间小于方案 $\boldsymbol{a}'$ 的医生期望加班时间。根据式（4.29）可得方案 $\boldsymbol{a}$ 医生期望空闲时间为 $\left(NL - \sum_{i=1}^{N}(1-\alpha_i)l_i\right)$，而对于方案 $\boldsymbol{a}'$，若第 N 个患者不出现，则医生可在正常服务时间 NL 后结束工作，否则医生服务完最后一名患者的时间在 $[NL, T']$ 之间，此时医生期望空闲时间至少为 $\left(NL - \sum_{i=1}^{N}(1-\alpha_i)l_i\right)$。因此方案 $\boldsymbol{a}$ 中医生期望空闲时间小于方案 $\boldsymbol{a}'$ 的期望空闲时间。

4.3.2 允许超订的患者调度方案

根据上述分析可知，当患者爽约率不为零时会出现医生的空闲时间；实际操作中，为减小患者爽约行为给医院造成的损失，决策者往往会采用超订的策略，即接受预约的患者数量 $M \geq N$，并将超订患者指派至合适的时间槽。首先对允许超订的模型性质进行分析。

定理 4.3 假设所有患者服务时间相等，患者 j 和患者 k 安排至两个相

邻且无超订的时间槽,则当且仅当 $\alpha_j \leq \alpha_k$ 时患者 j 在患者 k 之前就诊。

证明:由假设,不同类型患者服务时间相等,则 N 个常规患者(非超订患者)被指派至 N 个时间槽,且每个患者恰好占用一个时间槽的服务时间。患者 j 和患者 k 安排至两个相邻且无超订的时间槽 n 和 $n+1$,并假设在指派至时间槽 n 的患者到达前,系统中仍未接受服务的患者数量为 b。当 $b=0$ 时,交换患者 j 和患者 k 的顺序不会对系统成本产生影响;当 $b \geq 1$ 时,交换两者顺序对医生加班时间和空闲时间均不会产生影响,此时患者 j 在患者 k 之前接受服务等价于:

$$\begin{aligned}&C(j,k) \leq C(k,j)\\&\Leftrightarrow c_w[b(1-\alpha_j) + b(1-\alpha_j)(1-\alpha_k) + (b-1)\alpha_j(1-\alpha_k)]\\&\quad \leq c_w[b(1-\alpha_k) + b(1-\alpha_j)(1-\alpha_k) + (b-1)\alpha_k(1-\alpha_j)] \quad (4.30)\\&\Leftrightarrow b\alpha_j + (b-1)\alpha_j \leq b\alpha_k + (b-1)\alpha_k\\&\Leftrightarrow \alpha_j \leq \alpha_k\end{aligned}$$

因此当且仅当 $\alpha_j \leq \alpha_k$ 时患者 j 在患者 k 之前就诊。

对于非超订患者,若假设时间槽长度非固定值 L,而是与患者服务时间 l_i 相等,则根据定理 4.3 并结合 Zacharias 和 Pinedo(2014)[47],可得到如下结论:

推论 4.2 若非超订患者所在时间槽长度等于患者所需服务时间,且患者 j 和患者 k 安排至两个相邻且无超订的时间槽,则患者 j 在患者 k 之前就诊的充要条件为:

$$\frac{(1-\alpha_j)}{\alpha_j E[\min(l_j,b)]} \leq \frac{(1-\alpha_k)}{\alpha_k E[\min(l_k,b)]} \quad (4.31)$$

其中 b 表示患者 j 和 k 中先接受服务的患者等待时间。

结合推论 4.2,在本章单位时间槽长度即患者预约时间间隔固定为 L 的假设下,有:

定理 4.4 给定常规患者(即非超订患者)的排序后,将所有超订患者均安排至第一个时间槽的超订方案可以最小化医生期望加班时间和空闲时间。

证明:为简便起见,令方案 a_1 表示将所有超订患者均安排至第一个时间槽的超订方案,首先注意到

$$E(D(a_1)) + \sum_{i=1}^{M}(1-\alpha_i)l_i = E(O(a_1)) + NL \qquad (4.32)$$

其中，$E(D(a_1))$、$E(O(a_1))$分别表示医生期望空闲时间和加班时间。根据式（4.32）可知，最小化医生期望加班时间与最小化医生期望空闲时间等价，因此只需证明方案a_1的调度准则可最小化医生加班时间。

当患者类型相同时，根据Zacharias和Pinedo（2014）[47]，定理4.4的结论成立。

当患者类型不同时，令方案a_2表示将其中一个超订患者被安排在时间槽$k(\geq 2)$，其他患者安排与a_1相同的超订方案。记w_k、w'_k分别表示两种方案下第k个时间槽患者接受服务前的等待时间，显然$w_k \leq w'_k$。假设第k个时间槽内安排的患者服务时间为L_k，改变位置的患者服务时间为L'。若改变位置的超订患者在就诊当天不出现，则两种方案医生期望加班时间相等；若该患者在就诊当天出现，当$w_k = w'_k$时，$w'_{k+1} = (w'_k + L' + s_k L_k - L)^+ \geq (w_k + s_k L_k - L)^+ = w_{k+1}$，其中$s_k \in \{0,1\}$；当$w_k > w'_k$时，显然有$w_k - w'_k \leq L'$，此时仍有$w'_{k+1} \geq w_{k+1}$。给定$s$，可得到对所有的$j \geq k+1$，有$w'_j \geq w_j$。因此方案$a_1$的医生期望加班时间小于$a_2$，其他情况下的结论同理可证。

由此，超订方案a_1可最小化医生期望加班时间和医生期望空闲时间。

4.3.3 超订水平的确定

超订思想的引入可以减少患者爽约带来的医生空闲时间，提高医疗资源利用效率；然而当超订患者数量过多时，又会增加患者的等待时间和医生的加班时间。因此如何权衡两方面的利弊，确定最优的超订水平，也是决策者重点关注的问题之一。这里给出两种可行的超订水平确定方法。

①Poisson回归。Zacharias和Pindeo（2014）[47]根据不同等待时间成本值记录了不同超订水平的频率，基于此利用Poisson回归模型给出了患者超订水平与患者数量、爽约率和等待时间成本的相关关系：

$$y = e^{\beta_1 N + \beta_2 \alpha + \beta_3 c_w + \beta_4} \qquad (4.33)$$

②期望值法。考虑到患者的爽约会带来医生空闲时间，决策者通过确定合适的超订患者数量，使得就诊当天实际出现的患者期望值等于医生的正常服务能力。当医生正常服务能力为N，患者爽约率为α时，则根据期望值法的思想，超订数量y应满足$(N+y)(1-\alpha) = N$，得到患者

超订水平为：

$$y = \left[\frac{N}{1-\alpha}\right] - N \tag{4.34}$$

4.4 患者动态到达的序贯预约调度启发式算法

4.3 针对给定患者集合的门诊预约系统，在已知所有患者需求的假设下建立模型求解了患者最优调度方案，通过优化患者接受服务的顺序实现降低系统时间成本的目的。但在实际中，往往需要决策者在患者发出预约请求时便告知其具体的就诊时间，因此下面将在患者动态到达的假设下，根据 4.3 获得的患者排序规则，设计患者序贯预约调度方案，以实现在患者发出预约请求时立即决定是否接受该患者，同时为接受预约的患者安排相应的服务时间，即将接受预约请求的患者指派至相应的时间槽，实现患者的序列调度。

在实际情况中，由于患者的服务时间往往与其初复诊情况、年龄、病情、检查项目等相关，首先根据患者的初复诊情况、年龄等进行分类，对于复诊患者，进一步按照其病情、检查项目等的不同进行细分，并假设患者服务时间仅取决于患者类别。令 I 表示患者类别总数，N 表示预约时间槽数量，根据历史数据，利用式（4.35）确定不允许超订情况下各类患者的预约数量 n_i：

$$N = \sum_{i=1}^{I} n_i \tag{4.35}$$

根据 4.3.1 的患者预约调度模型，可得到不考虑超订时基于患者分类的预约调度模型如下：

$$(P) \quad \min_{a} E[C(\boldsymbol{a},\boldsymbol{s})] \tag{4.36}$$

$$\text{s.t.} \quad \sum_{i=1}^{I} a_{ij} = 1 \quad j = 1,2,\cdots,N \tag{4.37}$$

$$\sum_{j=1}^{N} a_{ij} = n_i \quad i = 1,2,\cdots,I \tag{4.38}$$

$$N = \sum_{i=1}^{I} n_i \tag{4.39}$$

$$W_{j+1}(\boldsymbol{a},\boldsymbol{s}) = \left(W_j(\boldsymbol{a},\boldsymbol{s}) + s_j \sum_{i=1}^{N} a_{ij} l_i - L\right)^+ \quad (4.40)$$

$$a_{ij} \in \{0,1\} \quad (4.41)$$

根据算法 4.1，在患者爽约率为零的假设下，提出如下序贯预约调度方案。

算法 4.2

Step 1. 根据历史数据，计算各类患者预约比例，确定各类患者的预约限制 n_i；

Step 2. 利用算法 4.1，得到给定各类患者数量的患者排序方案，令 $m_i = 0$，$t = 0$；

Step 3. 当到达患者类型为 i 时，若 $m_i < n_i$，则接受该患者的预约请求，将该患者分配至当前系统状态中第一个 $a_{ij} = 1$ 且未指派患者的时间槽，$m_i = m_i + 1$，$t = t + 1$，否则拒绝；

Step 4. 当 $t = N$ 时，结束。

再来看患者存在爽约行为时允许超订的情况，研究超订患者的预约方案。根据定理 4.4，在系统中存在多种类型的患者时，给出如下结论：

推论 4.3 给定常规患者（即非超订患者）的排序后，将所有第 i 类超订患者均安排至第一个第 i 类患者所在时间槽的超订方案可以最小化医生期望加班时间和空闲时间。

证明： 为简便起见，令方案 A 表示将所有第 i 类超订患者均安排至第一个第 i 类患者所在时间槽的超订方案，首先注意到

$$E(D) + \sum_{i=1}^{I} l_i n'_i \alpha_i = E(O) + NL \quad (4.42)$$

其中 $n'_i (\geqslant n_i)$ 表示系统中第 i 类患者的总量，$E(D)$、$E(O)$ 分别表示医生期望空闲时间和加班时间。根据式（4.42）可知，最小化医生期望加班时间与最小化医生期望空闲时间等价，因此只需证明方案 A 的调度准则可最小化医生加班时间。

当患者类型相同时，方案 A 等价于将所有的超订患者均安排至第一个时间槽，根据 Zacharias 和 Pinedo（2014）[47]，显然结论成立。

当患者类型不同时，假设就诊当天有 x_i 个第 i 类患者出现，令方案 A′ 表示其中一个超订患者被安排在第二个 i 类型患者所在时间槽，其他患者安排

与 A 相同的超订方案。假设第一个 i 类型患者所在时间槽记为 k_1，第二个 i 类型患者所在时间槽记为 k_2，记 $w_{k_2}^A$、$w_{k_2}^{A'}$ 分别表示两种方案下第 k_2 个时间槽的患者接受服务前的等待时间。若改变位置的 i 类型患者在就诊当天不出现，则两种方案的医生期望加班时间相等；若该患者在就诊当天出现，当 $w_{k_2}^A = w_{k_2}^{A'}$ 时，$w_{k_2+1}^A = (w_{k_2}^A + l_i + s_{k_2} l_i - L)^+ \geqslant (w_{k_2}^{A'} + s_{k_2} l_i - L)^+ = w_{k_2+1}^{A'}$，其中 $s_{k_2} \in \{0,1\}$；当 $w_{k_2}^A > w_{k_2}^{A'}$ 时，显然有 $w_{k_2}^A - w_{k_2}^{A'} \leqslant l_i$，此时仍有 $w_{k_2+1}^{A'} \geqslant w_{k_2+1}^{A'}$，因此方案 A 的医生期望加班时间小于 A′，其他情况下的结论同理可证。

由此，超订方案 A 可最小化医生期望加班时间和医生期望空闲时间。

根据推论 4.3 可知，将超订患者全部放在第一个时间槽的调度方案（即 Front Loaded，见 LaGanga 和 Lawrence，2012[63]）可以最小化医生期望加班成本和空闲成本。尽管这种处理超订患者的方式会增加患者等待时间，但根据 Lee 等（2018）[74]，由于医生空闲和加班会造成医疗检查设备空转或超时工作，该成本往往远大于患者等待时间成本，因此在实践中将超订患者安排至第一个时间槽的方式不失为一种可行的方案。

此外，考虑到由于不同类别的患者病情等因素的不同，可能会出现不同类型患者服务时间差异较大的情况，此时若令单位时间槽长度均统一为 L，将服务时间差异较大的患者进行统一调度，将会导致患者等待时间或医生空闲时间产生较大的波动，降低服务效率。基于此，可采用分块调度（Block Scheduling）的方法，将患者根据服务时间的不同分成多个模块，每个模块中可包含多类患者，且患者服务时间差异较小，将不同模块中的患者按照 4.3 的方法进行分别调度，实现患者的分时段就诊，以提高医疗资源利用率。以医疗设备检查为例，来自同一科室的患者所需检查时间由于病情类型的不同会存在一定的差异，但同一科室的患者检查时间差异往往小于不同科室患者之间的检查时间差异；因此可将患者按照送检科室的不同选择相应的就诊时间间隔，分别设计最优调度方案。

假设系统服务时间分成 K 个模块，每个模块中有 I_k 类患者，各模块内单位时间槽的长度可根据患者服务时间决定。根据历史数据，确定不考虑超订情况下各类患者的预约比例，使得第 k 个模块中时间槽数量 N_k 满足：

$$N_k = \sum_{i=1}^{l_k} n_i \tag{4.43}$$

其中 n_i 为各类患者的预约数量，$k \in \mathbb{N}^+$。

对每个预约模块中的患者，考虑患者的动态到达过程，设计患者的序贯预约调度方案如下。

算法 4.3

Step 1. 根据算法 4.2，得到不考虑超订和患者爽约情况下的患者排序方案，并利用式（4.33）或式（4.34）给出各类患者的最优超订水平 y_i；

Step 2. 赋初值，令 $m_i = 0$，$t = 0$；

Step 3. 当到达患者类型为 i 时，若 $m_i < n_i$，则将该患者分配至当前系统状态中第一个 $a_{ij} = 1$ 且未指派患者的时间槽，$m_i = m_i + 1$，$t = t + 1$；

Step 4. 若 $n_i \leq m_i < n_i + y_i$，将该患者分配至第一个 $a_{ij} = 1$ 的时间槽，否则拒绝；

Step 5. 当 $t = N + \sum_i y_i$ 时，结束。

利用算法 4.2 和算法 4.3，可设计如下算法得到整个预约系统的序贯预约调度方案。

算法 4.4

Step 1. 根据历史数据，利用患者到达率和平均服务时间，将预约窗口分成 K 个模块；

Step 2. 对每个调度模块，根据算法 4.2 得到不考虑超订和患者爽约行为的预约调度方案；

Step 3. 当患者到达时，根据患者类型选择分配的模块，利用算法 4.3，根据当前系统状态接受该患者并将其指派至相应的时间槽或拒绝该请求。

4.5 数值算例

首先对算法的有效性加以说明，考虑患者爽约率为零的情形，目标函数为在已知患者类型和数量的前提下，求解满足医生空闲时间为零且患者等待时间和医生加班时间最小的调度方案。假设系统中共有四种类型的患者，分别记为 A、B、C、D，患者服务时间为各不相同的确定型变量，为保证计算结果的有效性，令 $l_A \in [8,12]$，$l_B \in [11,13]$，$l_C \in [10,15]$，$l_D \in [5,10]$，各类患者数量 $n_i \in [0,5]$。表 4.1 对比了患者服务时间分别

取 $l_A=9$,$l_B=12$,$l_C=13$,$l_D=8$,预约时间间隔 $L=10$,系统中存在不同类别和不同数量的患者时,启发式算法 4.1 获得的预约策略和由穷举法获得的患者最优排序。通过结果可以发现,启发式算法获得的患者排序虽与通过穷举法最优排序存在一定的差异,但患者等待时间差距并不大;而且当患者类型和患者数量较多时,启发式算法所需要的计算时间明显低于通过穷举法获得最优解所需要的时间。

表 4.1 最优解与启发式算法结果

算法	患者类型	患者数量	患者	服务顺序	等待时间	求解运行时间/秒
最优解	2	6	AAABBB	BAABAB	6	0.028 324
启发式算法				BAABAB	6	0.000 453
最优解	2	8	AAAABBBB	BAABAABB	8	44.048 773
启发式算法				BAABAABB	8	0.026 952
最优解	3	6	AABBCC	BAABCC	10	0.028 914
启发式算法				BAABCC	10	0.011 190
最优解	3	8	AAABBBCC	BAABABCC	15	45.841 303
启发式算法				BAABABCC	15	0.013 695
最优解	3	9	AAABBBCCC	BAABABCCC	24	5 673.642 43
启发式算法				BAABABCCC	24	0.010 646
最优解	4	8	AABBCCDD	CDABDBAC	9	44.456 498
启发式算法				BDBDCAAC	10	0.013 884
最优解	4	9	AAABBCCDD	CDABDBAAC	9	6 601.231 0
启发式算法				BDBDCAAAC	10	0.018 851

下面分析不同预约调度模式下的系统时间成本。假设服务时间可分为 20 个时间槽,预约周期 $T=30$,在预约周期内共有四种类型患者发出预约请求,当患者到达时决策者需根据患者类型和当前预约状态决定是否接受该患者预约请求,并将接受预约的患者指派至合适的时间槽,使得系统总

时间成本（包括患者等待时间、医生空闲时间和加班时间）最小。四类患者的服务时间向量为 $l = (7, 14, 17, 26)$，根据历史数据，四类患者需求比重为 $p = (0.2, 0.3, 0.2, 0.3)$，患者爽约率为 $\alpha = (0.2, 0.3, 0.4, 0.2)$。为便于分析，将目标函数利用空闲成本单位化，即令 $c_I = 1$，患者单位等待成本和医生加班成本可参考 Robinson 和 Chen (2010)[154]，令 $c_O = 1.5$，$c_w = 0.5$。考虑如下四种预约模式：

①服务时间等长的预约调度（Non-block Scheduling）。首先考虑服务时间间隔相等的预约调度模式，并令单位时间槽长度 $L = 15$，利用算法4.2决定患者排序。

②弹性服务间隔分块调度（Block Scheduling）。根据患者服务时间的差异，对患者进行分块调度，在上述问题假设下，可将服务时间分为两个时间段（Block），每个时间段包含10个时间槽，其中第一个时间段只安排前两类患者预约，且单位时间槽长度 $L_1 = 10$，第二个时间段只安排后两类患者预约，单位时间槽长度 $L_2 = 20$，利用算法4.4获得的预约方案决定将患者指派的时间槽。

③随机预约调度模式（Random Scheduling）。令单位时间槽长度 $L = 15$，预约周期内，接受患者预约请求直至预约人数达到预约上限；对于非超订患者，随机安排患者排序。

④开放式调度（Open Access，OA）。即不允许预约患者，所有患者均在就诊当天发出服务请求，不存在患者的爽约行为。为和前述预约模式保持一致，这里提到的 Open Access 策略与传统的 Open Access 调度准则略有不同，而是假设各个时间槽长度相等且固定，若患者总数量小于医生正常服务能力，决策者接受当前患者预约，并将患者按到达次序分配至各时间槽。

对于前三种预约方案，采用超订策略应对患者的爽约行为。首先根据患者需求比例决定四种类型常规患者（即非超订患者）的数量，进一步利用式（4.34）获得各类患者的超订水平，结合推论4.3，将所有超订患者均安排至该类患者所在的第一个时间槽，即 Front Loaded。对患者到达过程和行为特征进行仿真，可得到四种预约调度模式下的系统平均成本，如表4.2所示。根据表4.2可发现，利用算法4.2和算法4.4获得的预约调度方案明显优于随机预约调度模式和 OA 模式，而将患者按服务时间进行分块调度可以在一定程度上降低系统成本,提高医疗资源使用率。

表 4.2 不同预约模式下的期望成本

迭代次数	弹性服务间隔分块调度	服务时间等长	随机预约调度	开放式预约调度
10	231.439	256.133 5	377.447 5	230.85
100	221.494 4	237.573 6	325.861	295.945
200	221.637 9	236.296 6	318.813 4	302.502 5
500	219.840 7	236.120 6	308.414 7	300.531
1 000	219.018 6	235.913 1	307.066 5	308.758

表 4.3~表 4.5 分别比较了不同预约方案下患者的等待时间、医生空闲时间和加班时间,从表中可发现,与随机预约调度模型相比,根据算法 4.2 和算法 4.4 设计的两种预约调度方案可以很大程度减少患者的等待时间;与 OA 模式相比,算法 4.2 和算法 4.4 明显减少了患者的等待时间和医生加班时间。此外,允许弹性服务时间间隔的分块调度方案与服务时间间隔等长的方案相比,医生的空闲时间和加班时间较低,而在实际情况中,医生空闲成本和加班成本往往远高于患者的等待时间成本,因此将患者进行分块、分时调度有一定的现实意义。

表 4.3 不同预约模式下的患者等待时间

迭代次数	弹性服务间隔分块调度	服务时间等长	随机预约调度	开放式预约调度
10	335.488	337.157	639.882	358.3
100	315.314 7	304.711 6	536.728 3	446.99
200	314.864 5	303.208 3	521.937	456
500	311.827 9	300.266 6	502.766 8	452.38
1 000	309.433 5	299.089 8	499.301 5	466.743

表 4.4 不同预约模式下的医生空闲时间

迭代次数	弹性服务间隔分块调度	服务时间等长	随机预约调度	开放式预约调度
10	27.404	35.802	19.329	4.3
100	29.792 4	38.474 3	24.330 2	7.5
200	30.713 1	38.811 1	26.508 7	8.66
500	30.710 9	39.579 8	27.466 7	8.71
1 000	31.538 4	40.363 2	28.011 4	8.323

表 4.5 不同预约模式下的医生加班时间

迭代次数	弹性服务间隔分块调度	服务时间等长	随机预约调度	开放式预约调度
10	24.194	34.502	25.076	31.6
100	22.696 4	31.162 3	22.243 5	43.3
200	22.328 4	30.587 6	21.190 4	43.895
500	22.143 9	30.938 4	19.857 3	43.754
1 000	21.842 2	30.67	19.710 7	44.709

图 4.1～图 4.3 进一步对比了不同预约周期 T 对医生期望空闲和加班时间以及患者期望等待时间的影响。从图中不难发现，随着预约周期的增加，医生空闲时间呈现逐渐减少的趋势，而医生加班时间和患者等待时间则逐渐增加。其主要原因在于，对于方案①和方案②，由于各时间槽分配的患者类型已提前确定，当预约周期较短时，可能会由于发出预约请求的患者数量较少，导致部分时间槽空缺，从而造成医生空闲时间较长。同样地，对于方案③，预约周期较短时，患者数量较少，患者爽约行为更容易带来医生的空闲时间；而随着预约周期的增加，患者预约数量可达到预约上限，由此会增加患者的等待时间和医生加班时间。此外，从图中还可发

现，随着预约周期的增加，系统所接受的预约患者数量逐渐接近预约上限，因此医生空闲时间和加班时间、患者等待时间变化量逐渐减小，系统状态趋于稳定。

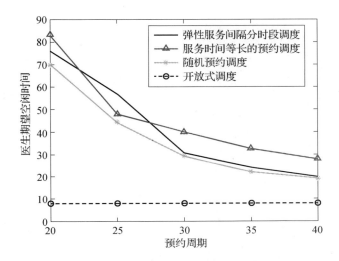

图 4.1　不同预约周期下的医生期望空闲时间

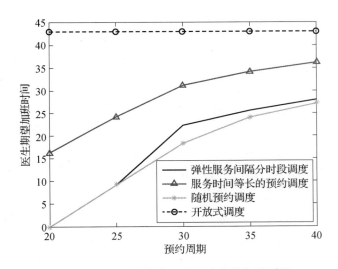

图 4.2　不同预约周期下的医生期望加班时间

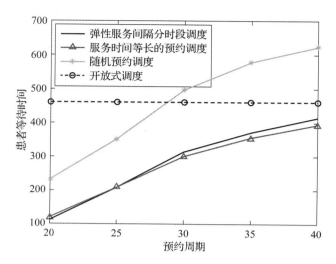

图 4.3 不同预约周期下的患者等待时间

4.6 本章小结

本章以服务时间不同的异质患者为研究对象,结合患者爽约的行为特征,以最小化患者等待时间成本、医生加班和空闲时间成本为目标,研究了异质患者的序贯预约调度问题。首先在给定患者集合的情况下,建立混合整数规划模型,给出不存在患者爽约行为和存在患者爽约行为时允许患者超订的患者调度方案;在此基础上,设计动态预约调度方案,当患者到达时决定是否接受该患者的预约请求,同时为接受预约的患者安排到达时间。最后,通过数值算例表明当不同类型患者所需服务时间差别较大时,采用分块调度对患者进行分类、分时段调度的方案可减少医生空闲时间和加班时间,从而降低系统运营成本。

根据本章研究结果,在医疗服务实践中,对于服务时间差异较大的患者,可设计不同的预约时间间隔,采取分时段、分类的方式对患者进行调度,减少医生空闲时间成本和加班时间成本。比如,将服务时间较长的治疗号和就诊时间相对短的门诊号分时段预约,为门诊号选择较短的预约时间间隔,治疗号选择较长的预约时间间隔,以提高资源利用率。此外,对于需要复诊的患者,医生往往选择在当前服务结束时为其安排下一次的就诊时间,为提高医疗资源利用率,防止患者爽约,医生可根据患者调度方案结合患者对就诊时间的偏好,为其确定预约时间;若在服务开始前仍有空余时间槽未被预约,医生也可通过临时加号的方式,通知未能成功预约的患者前来就诊,减少医疗资源的闲置。

第 5 章 随机服务时间下的异质患者预约调度

5.1 引言

在当前对优质医疗服务需求迅速膨胀的背景下,设计合理、科学、有效的预约调度准则可以在一定程度上减少患者拥堵,优化医疗资源配置,进而全面提高医院运营效率、改善医疗服务质量、降低医疗成本。

在前面的研究中,均假设患者服务时间为已知的确定型变量,而实际情况中,患者服务时间多为不确定的随机变量,患者服务时间的随机性会导致预先为患者分配的服务时间与患者实际接受服务时间的不匹配。不同于传统的生产调度问题,在医疗运作服务的预约调度中,给定调度方案,若后续患者仍未到达,即使医生处于空闲状态,系统也无法提前开始服务。若为患者设定较早的服务开始时间可以提高医疗资源的使用效率,但可能会发生新患者到达时前序患者仍未结束服务的情况,从而带来患者等待时间的延长和患者满意度的降低;而设定较晚的预约时间可以帮助减少患者等待时间,但若当前患者结束服务时,后序患者还未到达系统,则会造成医疗资源的闲置与浪费。因此在随机服务时间的假设下,如何权衡患者等待时间和医生空闲以及加班工作时间,设计合理的预约调度机制决定患者服务开始时间,实现医疗服务系统成本的最小化,是医疗服务提供者需要考虑的关键问题之一。

给定一组患者,决策者对不同患者预约时间的决策等价于:①决定患者的服务顺序,即患者排程;②给定患者排序的前提下,决定分配给各个患者的服务时长,即患者调度。与患者服务时间确定的预约调度不同,患者服务时间的随机性导致决策者难以获得准确的患者服务完成时间，从而使得患者等待时间和医生空闲时间也为随机变量；此外，当前患者开始服务时间的推迟可能会造成后续所有患者实际服务开始时间均晚于预计服务开始时间，最终导致医生的额外加班时间成本。患者排程是基于预约调度的组合优化问题，二者密切相关。本章将在考虑患者随机服务时间的基础上，结合不同患者的行为特征，对异质患者的预约调度与排序方案进行优化，以最小化患者等待时间、医生空闲和加班时间成本，提高医疗资源使用率和医疗服务质量。

本章其余部分组织如下：5.2 对随机服务时间的预约调度问题进行描述并给出相应的符号说明和模型假设；5.3 首先建立不考虑患者排序的预约调度模型，基于库存理论设计算法求解患者调度方案，并在此基础上设计启发式排序准则，对患者的服务顺序和服务时间同时优化；5.4 通过数值算例对启发式预约调度方案的效率进行说明，并与样本平均近似方法获得的结果进行对比分析；最后 5.5 给出结论和所得结果的现实应用意义。

5.2 问题描述与符号规定

本章考虑单服务台的预约调度系统，患者为服务时间分布各不相同且相互独立的异质患者；已预约患者在就诊当天可能会发生爽约行为。假设医生正常服务时间和患者数量固定，决策者需决定各个患者的服务开始时间。由于患者服务时间的随机性，若分配给某患者的服务时间过短，会造成后序患者的等待时间延长，若分配给该患者服务时间过长，则会带来医生的空闲成本，医生正常服务时间内未能接受服务的患者需医生加班进行治疗。本章以最小化患者等待时间成本、医生空闲和加班成本为目标，对各个患者服务开始时间进行优化。

首先给出本章所用到的符号说明。

（1）参数

N　患者数量；

i　下标，表示第 i 个患者，$i=1,2,\cdots,N$；

j 下标，表示患者所处的位置 j，$j = 1, 2, \cdots, N$；

c_w^i 第 i 个患者的等待时间成本，$i = 1, 2, \cdots, N$；

c_o 医生单位加班时间成本；

c_I 医生单位空闲时间成本；

α_i 第 i 个患者在就诊当天出现的概率，$i = 1, 2, \cdots, N$；

T 医生正常服务时间。

（2）决策变量

$\boldsymbol{a} = (a_{ij})_{N*N}$ 分配矩阵，$a_{ij} = 1$ 表示将患者 i 指派至第 j 个位置，否则 $a_{ij} = 0$；

$\boldsymbol{s} = (s_1, s_2, \cdots, s_N)$ 决策向量，其中 s_j 表示分配给第 j 个接受服务患者的时间。

（3）状态变量

$\boldsymbol{x} = (x_1, x_2, \cdots, x_N)$ 服务时间向量，其中 x_i 表示患者 i 的随机服务时间；

$F_i(\cdot), f_i(\cdot)$ x_i 的概率分布函数和分布密度函数；

$d_j(\boldsymbol{a}, \boldsymbol{x})$ 给定分配矩阵 $\boldsymbol{a}$ 后第 j 个患者的随机服务时间；

$b_j(\boldsymbol{a})$ 给定 $\boldsymbol{a}$，$b_j(\boldsymbol{a}) = 1$ 表示第 j 个患者在就诊当天出现，否则 $b_j(\boldsymbol{a}) = 0$；

$w_j(\boldsymbol{a}, \boldsymbol{s}, \boldsymbol{x})$ 第 j 个患者的等待时间；

$l_j(\boldsymbol{a}, \boldsymbol{s}, \boldsymbol{x})$ 第 j 个患者和第 $j+1$ 个患者之间的医生空闲时间；

$o(\boldsymbol{a}, \boldsymbol{s}, \boldsymbol{x})$ 医生加班时间。

为简化问题，给出如下模型假设：

①患者服务数量固定，所有患者服务时间具体分布信息和行为特征信息在决策前已知。

②不同患者的随机服务时间以及就诊当天发生爽约的行为相互独立。

③患者随机服务时间分布为单峰分布。

④患者准时到达系统，不考虑患者迟到、提前到达的情况。

⑤所有患者均为提前预约患者，不存在当天到达的患者或急诊患者。

⑥不考虑服务时间中断的情形。

若令第一个患者在 0 时刻到达，根据上述符号参数及模型假设，第二个患者的预计服务开始时间为 s_1，第三个患者预计服务开始时间为 $s_1 + s_2, \cdots$，依此类推，因此决定患者服务开始时间等价于对患者服务顺序以及分配给各患者的服务时间进行决策。

5.3 模型分析与求解

考虑引入一个服务时间为零且在就诊当天出现概率为 1 的虚拟患者 $N+1$，该患者在医生正常服务时间结束时，即 T 时刻到达，则该患者的等待时间即为医生加班时间。此时需要寻找最优的患者服务顺序和分配给各患者的服务时间，以最小化患者等待时间成本、医生空闲和加班时间成本。根据模型假设，上述问题可采用随机混合整数规划模型进行建模并求解：

$$\min_{a,s} C(s, x)$$

$$= \min_{a,s} E\left[\sum_{j=1}^{N} c_w^j(a) b_j(a) w_j(a,s,x) + c_o w_{N+1}(a,s,x) + c_l \sum_{j=1}^{N} l_j(a,s,x)\right] \tag{5.1}$$

$$\text{s.t.} \quad w_{j+1}(a,s,x) = (w_j(a,s,x) + b_j(a) d_j(a,x) - s_j)^+, \quad j=1,2,\cdots,N \tag{5.2}$$

$$l_j(a,s,x) = (s_j - w_j(a,s,x) - b_j(a) d_j(a,x))^+, \quad j=1,2,\cdots,N \tag{5.3}$$

$$c_w^j(a) = \sum_{i=1}^{N} c_w^i a_{ij} \tag{5.4}$$

$$d_j(a,x) = \sum_{i=1}^{N} a_{ij} x_i \tag{5.5}$$

$$\sum_{j=1}^{N} s_j = T \tag{5.6}$$

$$w_1 = 0 \tag{5.7}$$

$$\sum_{i=1}^{N} a_{ij} = 1, \quad j=1,2,\cdots,N \tag{5.8}$$

$$\sum_{j=1}^{N} a_{ij} = 1, \quad i=1,2,\cdots,N \tag{5.9}$$

$$a_{ij} \in \{0,1\} \tag{5.10}$$

$$s \geq 0 \tag{5.11}$$

其中$(x)^+ = \max\{x, 0\}$。约束条件（5.2）和（5.3）分别定义了患者等待时间和医生空闲时间，并保证了若患者在就诊当天不出现（即患者爽约），则不产生患者等待时间成本，且该患者服务时间为零。约束条件（5.4）和（5.5）说明当且仅当患者i在第j个服务时，才会在该位置产生服务时间和等待时间成本。约束条件（5.6）表示所有患者分配时间总和为医生正常服务时间T，即将医生正常服务时间分配给N个患者，约束条件（5.7）限制了第一个患者在$t=0$时到达。（5.8）~（5.10）保证了每个位置必须且仅能安排一个患者，每个患者只能被安排一次。注意到医生加班时间等于虚拟患者$N+1$的等待时间，即$o(\boldsymbol{a},\boldsymbol{s},\boldsymbol{x}) = w_{N+1}(\boldsymbol{a},\boldsymbol{s},\boldsymbol{x})$，则原问题可改写为：

$$\min_{\boldsymbol{a},\boldsymbol{s}} E\left[\sum_{j=1}^{N} c_w^j(\boldsymbol{a}) b_j(\boldsymbol{a}) w_j(\boldsymbol{a},\boldsymbol{s},\boldsymbol{x}) + c_o w_{j+1}(\boldsymbol{a},\boldsymbol{s},\boldsymbol{x}) + c_l \sum_{j=1}^{N} l_j(\boldsymbol{a},\boldsymbol{s},\boldsymbol{x})\right] \quad (5.12)$$

满足约束条件（5.2）~（5.11）。

根据式（5.12），若第j个患者在就诊当天出现爽约行为，则相当于该患者的服务时间和等待时间均为零；若该患者在就诊当天出现，则服务时间为满足已知分布函数的随机变量，等待时间取决于其前序患者的等待时间和服务时间。由符号假设可知，当给定指派矩阵$\boldsymbol{a}$时，第j个患者在就诊当天到达系统的概率为：

$$P\{b_j(\boldsymbol{a}) = 1\} = \sum_i \alpha_i a_{ij} \quad (5.13)$$

根据 Begen 和 Queyranne（2011）[50]，我们可利用患者出现的概率α_i对第j个患者的服务时间x_j进行调整，由于调整后的患者服务时间已经考虑了患者的爽约行为，简便起见，在后面的分析中可忽略患者爽约的行为特征，将模型简化为：

$$\min_{\boldsymbol{a},\boldsymbol{s}} C(\boldsymbol{s},\boldsymbol{x}) = \min_{\boldsymbol{a},\boldsymbol{s}} E\left[\sum_{j=1}^{N} c_w^j(\boldsymbol{a}) w_j(\boldsymbol{a},\boldsymbol{s},\boldsymbol{x}) + c_o w_{N+1}(\boldsymbol{a},\boldsymbol{s},\boldsymbol{x}) + c_l \sum_{j=1}^{N} l_j(\boldsymbol{a},\boldsymbol{s},\boldsymbol{x})\right] \quad (5.14)$$

s.t. $w_{j+1}(\boldsymbol{a},\boldsymbol{s},\boldsymbol{x}) = (w_j(\boldsymbol{a},\boldsymbol{s},\boldsymbol{x}) + d_j(\boldsymbol{a},\boldsymbol{x}) - s_j)^+, \quad j=1,2,\cdots,N$ (5.15)

$l_j(\boldsymbol{a},\boldsymbol{s},\boldsymbol{x}) = (s_j - w_j(\boldsymbol{a},\boldsymbol{s},\boldsymbol{x}) - d_j(\boldsymbol{a},\boldsymbol{x}))^+, \quad j=1,2,\cdots,N$ (5.16)

$$c_w^j(\boldsymbol{a}) = \sum_{i=1}^{N} c_w^i a_{ij} \tag{5.17}$$

$$d_j(\boldsymbol{a},\boldsymbol{x}) = \sum_{i=1}^{N} a_{ij} x_i \tag{5.18}$$

$$\sum_{j=1}^{N} s_j = T \tag{5.19}$$

$$w_1 = 0 \tag{5.20}$$

$$\sum_{i=1}^{N} a_{ij} = 1, \quad j = 1, 2, \cdots, N \tag{5.21}$$

$$\sum_{j=1}^{N} a_{ij} = 1, \quad i = 1, 2, \cdots, N \tag{5.22}$$

$$a_{ij} \in \{0, 1\} \tag{5.23}$$

$$s \geqslant 0 \tag{5.24}$$

5.3.1 不考虑患者排序的调度方案

在预约调度优化中，可将问题分为调度和患者排程两阶段进行求解。即对于目标函数（5.14），可将其等价为：

$$\min_{\boldsymbol{a}} \min_{\boldsymbol{s}} E\left[\sum_{j=1}^{N} c_w^j(\boldsymbol{a}) w_j(\boldsymbol{a},\boldsymbol{s},\boldsymbol{x}) + c_o w_{N+1}(\boldsymbol{a},\boldsymbol{s},\boldsymbol{x}) + c_l \sum_{j=1}^{N} l_j(\boldsymbol{a},\boldsymbol{s},\boldsymbol{x})\right] \tag{5.25}$$

若给定患者排程方案 $\boldsymbol{a}$，则原问题变成了寻找最优的分配方案 $\boldsymbol{s}$，使得系统总成本最小化。

首先考虑系统中只有两名患者的情况，给定患者到达顺序，并假定第一个患者的到达时间 $t=0$，则此时唯一的决策变量为第二个患者的到达时间，即分配给第一个患者的服务时间。若不考虑医生加班成本，则可将上述患者预约调度优化与随机需求下的库存问题等价（Weiss, 1990[131]），其中患者等待时间成本与库存理论中的库存短缺成本等价，医生空闲时间成本与库存持有成本等价。当引入医生加班成本时，根据前述符号假设，目标函数可写为：

$$\min_{s_1} E\left[c_w^2 w_2 + c_o w_3 + c_l (d_1 + d_2)\right] \tag{5.26}$$

其中 c_w^2 表示第二个患者的等待时间成本，w_3 为虚拟患者的等待时间，即

医生加班时间。下面对该问题进行求解，考虑到

$$d_1 = (s_1 - x_1)^+, \ w_2 = (x_1 - s_1)^+ \\ d_2 = (s_2 - x_2 - w_2)^+, \ w_3 = o = (x_1 + x_2 + d_1 - T)^+ \tag{5.27}$$

求解式（5.26）关于 s_1 的一阶条件，有

$$-c_w^2 + (c_w^2 + c_O + c_I)F_1(s_1) - (c_O + c_I)F_1(s_1)F_2(T - s_1) = 0 \tag{5.28}$$

式（5.28）提供了当系统中存在两个患者时分配给第一个患者最优服务时长的隐式解，当不考虑医生加班时间成本和医生提前完成服务的空闲时间（即 d_2）时，最优解与随机需求下的报童模型最优订货量具有同样的表达形式（Weiss，1990[131]）：

$$s_1^* = F_1^{-1}\left(\frac{c_w}{c_w + c_I}\right) \tag{5.29}$$

当引入医生加班成本时，难以直接获得最优解的解析表达式，可通过数值求解获得分配给第一个患者的最优服务时长 s_1^*。

下面考虑如何将两个患者的情形扩展至系统中存在多个患者的情况。注意到，当患者数量 $N=2$ 时，通过式（5.29）虽然不能获得最优服务时长的闭式解，但可通过数值求解得到分配给第一个患者的最优服务时长的数值解。因此可以考虑将患者分为两个部分，并将两部分患者分别看作单一患者进行求解。基于此，提出如下算法：

算法 5.1

Step 1. 初始化患者集合 $P = \{1,2,\cdots,N\}$ 和医生正常服务时间 T，$j = N$；

Step 2. 将患者集合分为两个子集，其中 $P_1 = \{j\}$，$P_2 = P/P_1$；

Step 3. 将患者集合 P_2 中的患者看作一个患者，并令服务顺序为 $P_2 P_1$，将原问题转化为两个患者的预约调度问题，根据式（5.28）求得最优解 $S_j^* = \arg\min C(x(j))$；

Step 4. 令 $s_j^* = T - S_j^*$，$T = S_j^*$，$P = P/\{j\}$，$c_O = c_w^j$，$j = j-1$，转回 Step 2。

根据算法 5.1，在计算过程中将除患者 j 以外的其他患者看作一个整体，此时需要计算集合 P_2 内所有患者随机服务时间的卷积，作为这一整体的随机服务时间。同时注意到在 Step 4 中，$c_O = c_w^j$，这是由于当集合 $P = \{1,2,\cdots,n\}$，$n < N$ 时，由假设，此时系统的超时时间为第 $n+1$ 个患者的

等待时间。此外，需要注意到，当 $P_1 = \{j\}$ 时，由于将集合 P_2 内的患者作为一个整体看待，该处理方式忽略了集合 P_2 内各患者之间的等待时间，从而会造成为集合 P_2 分配的服务时间过少，而为患者 j 分配的时间过多，导致所有患者等待时间总和较长，从而增加了系统总成本。因此需要对上述算法进行修正，以消除这一处理方式带来的影响。由于集合 P_2 内患者之间的等待时间难以直接获得，考虑通过调整患者等待时间成本来实现修正算法的目的。

首先假设系统中 N 个患者的服务时间为独立同分布的随机变量，当 $P = \{1, 2, \cdots, N\}$ 时，若第 N 个患者的等待时间为 w，则这一等待时间是由前序的 $N-1$ 个患者共同作用而产生的，因此可将等待时间 w 分成 $N-1$ 份，相当于前 $N-1$ 个患者中每个患者对第 N 个患者带来的等待时间均为 $w/(N-1)$。则第一个患者对第二个患者带来 $w/(N-1)$ 的等待时间，第三个患者等待时间由前两个患者共同作用产生，等待时间为 $2w/(N-1)$，依次类推。容易得到此时系统中所有患者等待时间总和为 $Nw/2$，因此可将 $(N/2)c_w^N$ 作为第 N 个患者的单位时间等待成本。同理，当 $P = \{1, 2, \cdots, n\}$，$n < N$ 时，可得到修正后的其他患者等待时间成本。

若患者服务时间分布函数互不相同时，造成患者服务时间波动的主要因素为随机服务时间的方差，此时若第 N 个患者的等待时间为 w，同样可将等待时间 w 分成 $N-1$ 份，不同于患者服务时间独立同分布的情况，当患者服务时间方差不相等时，可令第 i 个患者对第 N 个患者带来的等待时间为 $\sigma_i^2 w / (\sigma_1^2 + \sigma_2^2 + \cdots + \sigma_{N-1}^2)$，则所有患者等待时间总和为：

$$\frac{(N-1)\sigma_1^2 + (N-2)\sigma_2^2 + \cdots + \sigma_{N-1}^2}{\sigma_1^2 + \sigma_2^2 + \cdots + \sigma_{N-1}^2} w \tag{5.30}$$

可将式（5.30）中的系数作为成本变动系数对 c_w^N 进行变换，同理可求得其他患者的等待时间成本，利用算法 5.2 对患者调度方案进行求解。

算法 5.2（修正后的算法 5.1）

Step 1. 初始化患者集合 $P = \{1, 2, \cdots, N\}$ 和医生正常服务时间 T，$j = N$；

Step 2. 令 $c_w^j = ((j-1)\sigma_1^2 + (j-2)\sigma_2^2 + \cdots + \sigma_{j-1}^2) c_w^j / (\sigma_1^2 + \sigma_2^2 + \cdots + \sigma_{j-1}^2)$，对所有患者等待的时间成本进行修正；

Step 3. 利用算法 5.1，求解患者最优调度方案。

在数值算例部分将会说明调整成本系数对算法 5.1 修正的效果。

5.3.2 考虑患者排序的调度方案

5.3.2.1 样本平均近似

当同时考虑患者服务时间和服务顺序时，由于服务时间的不确定性，直接求解随机混合整数规划模型比较复杂，为降低求解难度，现有研究常采用样本平均近似方法（Sample Average Approximation，SAA）对模型（5.14）进行近似。样本平均近似方法利用患者服务时间的样本值将随机问题转化为确定性问题求解，不需要考虑患者服务时间的分布信息，从而降低了计算的复杂性。为更好地说明并建立样本平均近似模型，需引入如下参数和变量：

K　样本数量；

x_i^k　第 k 个样本下患者 i 的服务时间实现值，$k=1,2,\cdots,K$，$i=1,2,\cdots,N$；

w_{ij}^k　第 k 个样本下将患者 i 安排至第 j 个位置的患者等待时间，$i,j=1,2,\cdots,N$；

l_{ij}^k　第 k 个样本下将患者 i 安排至第 j 个位置的医生空闲时间，$i,j=1,2,\cdots,N$；

o^k　第 k 个样本下的医生加班时间；

g^k　提前时间，即服务完最后一个患者比医生正常工作时间 T 提前的时间；

M_1，M_2　充分大的正数。

其他参数和变量的定义与随机模型相同，则基于样本平均近似方法，可将模型（5.14）改写为：

$$\min \sum_{k=1}^{K} \frac{1}{K} \left(\sum_{i=1}^{N} \sum_{j=1}^{N} c_w^i w_{ij}^k + c_l l_{ij}^k + c_o o^k \right) \quad (5.31)$$

$$\text{s.t.} \sum_{i=1}^{N} w_{ij}^k + \sum_{i=1}^{N} l_{ij}^k + \sum_{i=1}^{N} a_{ij} x_i^k - s_j = \sum_{i=1}^{N} w_{i,j+1}^k,$$
$$k=1,2,\cdots,K, \quad j=1,2,\cdots,N-1 \quad (5.32)$$

$$\sum_{i=1}^{N} w_{i,N}^k + g^k + \sum_{i=1}^{N} a_{i,N} x_i^k - s_N = o^k, \quad k=1,2,\cdots,K \quad (5.33)$$

$$\sum_{i=1}^{N} a_{ij} = 1, \quad j = 1,2,\cdots,N \quad (5.34)$$

$$\sum_{j=1}^{N} a_{ij} = 1, \quad i = 1,2,\cdots,N \quad (5.35)$$

$$a_{ij} \in \{0,1\} \quad (5.36)$$

$$w_{ij}^k \leq M_1 a_{ij}, i, j = 1,2,\cdots,N, k = 1,2,\cdots,K \quad (5.37)$$

$$l_{ij}^k \leq M_2 a_{ij}, i, j = 1,2,\cdots,N, k = 1,2,\cdots,K \quad (5.38)$$

$$w_{ij}^k \geq 0, i, j = 1,2,\cdots,N, k = 1,2,\cdots,K \quad (5.39)$$

$$l_{ij}^k \geq 0, i, j = 1,2,\cdots,N, k = 1,2,\cdots,K \quad (5.40)$$

$$o^k \geq 0, k = 1,2,\cdots,K \quad (5.41)$$

约束条件 (5.32) 和 (5.33) 定义了各样本下的患者等待时间和医生空闲时间，(5.34) ~ (5.36) 保证了每个患者都安排到队列中的某个位置上，且每个位置只安排一名患者。约束条件 (5.37) ~ (5.41) 表示患者等待时间、医生空闲和加班时间非负，当且仅当患者 i 被安排至第 j 个位置服务时，患者 i 会在 j 位置产生等待成本或带来医生空闲成本。

上述混合整数线性规划问题可通过优化软件 CPLEX 求解，Mancilla 和 Storer (2012)[60]证明了当同时考虑患者服务时间和服务顺序时，上述问题为 NP - hard 问题，并通过数值实验指出，当仅考虑 10 个患者、100 个样本时，采用 CPLEX 软件求解该类问题最优解的时间长达数十小时甚至几天的时间。而若给定患者排序，该方法可较快获得一个近似最优解，因此在数值算例中将以确定服务顺序的样本平均近似模型求解结果作为基准解进行比较分析。

5.3.2.2 启发式排序方法

考虑到直接求解随机混合整数规划和样本平均近似方法的计算复杂性，根据算法 5.1 和算法 5.2 的思想，可设计如下算法求解分配给各患者的服务时间和服务顺序。

算法 5.3

Step 1. 初始化患者集合 $P = \{1,2,\cdots,N\}$，$j = N$；

Step 2. 对任意 $i \in P$，将患者集合分为两个子集，其中 $P_1 = \{i\}$，$P_2 = P/P_1$；

Step 3. 将患者集合 P_2 中的患者看作一个患者，并令服务顺序为 $P_2 P_1$，将原问题转化为两个患者的预约调度问题,利用式(5.30)对患者等待时间成本进行修正,根据式(5.28)求得最优解和最优期望利润 $C^*(i)$。

Step 4. 令 $\boldsymbol{x}(j) = \{i | C^*(i) = \min C^*(t), t \in P\}$,$s_j^* = \arg\min C(\boldsymbol{x}(j))$,并令 $j = j-1$,$P = P/\{i\}$,$c_O = c_w^{\boldsymbol{x}(j)}$,转回 Step 2。

与算法 5.2 相同,考虑到集合 P_2 内患者之间的等待时间,也需要对患者单位等待时间成本进行调整。但与算法 5.2 的不同之处在于,在算法 5.2 对患者等待成本进行修正时,所有患者的服务顺序已知,而在算法 5.3 中患者服务顺序是不确定的,当患者服务时间方差不同时,根据式(5.30),P_2 中各个患者对 P_1 患者等待时间的影响也会随着服务顺序的改变而不同。因此如何确定集合 P_2 内患者的服务顺序是需要进一步考虑的问题。

当患者服务时间不同时,Denton 等 (2007)[155] 在患者的等待时间成本相同的假设下,利用凸序理论给出了考虑医生加班时间下两个患者的最优服务顺序。当患者等待时间成本不同时,我们有:

定理 5.1 若患者服务时间为独立同分布的随机变量,且 $c_w^2 \leq c_w^1$,则患者最优服务顺序为 $\{1,2\}$。

证明:当系统中只有两个患者时,由式(5.28),根据最优服务时间的一阶条件,假设服务时间为服从独立同分布的随机变量,式(5.28)两边同时对第二个患者等待时间成本 c_w 求导,得:

$$-1 + F_1(s_1) + (c_w + c_O + c_I)f_1(s_1)\frac{\partial s_1}{\partial c_w} - c_O f_1(s_1)F_2(T-s_1)\frac{\partial s_1}{\partial c_w}$$
$$+ c_O F_1(s_1)f_2(T-s_1)\frac{\partial s_1}{\partial c_w} = 0 \qquad (5.42)$$

根据式(5.42)不难发现 $\partial s_1/\partial c_w > 0$,即当第二个患者的等待时间成本较高时,决策者往往会给第一个患者分配较长的服务时间以减少第二个患者的等待时间。此外,由式(5.12)和(5.27),可得系统总期望成本为:

$$C = E[c_w(x_1-s_1)^+ + c_O(x_1+x_2+(s_1-x_1)^+ - T)^+ + c_I(s_1-x_1)^+]$$
$$= c_w \int_{s_1}^{\infty}(x_1-s_1)f_1(x_1)dx_1 + c_I\int_0^{s_1}(s_1-x_1)f_1(x_1)dx_1 +$$
$$c_O \int_{s_1}^{\infty}\int_{T-s_1}^{\infty}(x_1+x_2-T)f_1(x_1)f_2(x_2)dx_1dx_2 +$$

$$c_O \int_0^{s_1} \int_{T-s_1}^{\infty} (s_1 + x_2 - T) f_1(x_1) f_2(x_2) dx_1 dx_2 \quad (5.43)$$

对式（5.43）关于 c_w 求导，

$$\frac{\partial C}{\partial c_w} = \int_{s_1}^{\infty} (x_1 - s_1) f_1(x_1) dx_1 - c_w \frac{\partial s_1}{\partial c_w} + c_w \frac{\partial s_1}{\partial c_w} F_1(s_1) + c_I \frac{\partial s_1}{\partial c_w} F_1(s_1) +$$

$$c_O \frac{\partial s_1}{\partial c_w} F_1(s_1)(1 - F_2(T - s_1))$$

$$= \int_{s_1}^{\infty} (x_1 - s_1) f_1(x_1) dx_1 -$$

$$[c_w + (c_w + c_I + c_O) F_1(s_1) + c_O F_1(s_1) F_2(T - s_1)] \frac{\partial s_1}{\partial c_w} \quad (5.44)$$

由式（5.28），显然 $\partial C/\partial c_w \geqslant 0$。

定理 5.2 若 $x_1 \leqslant_{cx} x_2$ 且 $c_w^2 \leqslant c_w^1$，则患者最优排序为 $\{1,2\}$。

证明： 令 $C(s_1^*, \{1,2\})$ 表示当患者服务顺序为 $\{1,2\}$ 时的最优期望成本，其中 s_1^* 表示分配给第一个患者（即患者 1）服务的最优服务时间，$C(s_2^*, \{2,1\})$ 表示当患者服务顺序为 $\{2,1\}$ 时的最优期望成本，其中 s_2^* 表示分配给第一个患者（即患者 2）的最优服务时长。当患者服务顺序为 $\{1,2\}$ 时，由于 $C(s_1^*, \{1,2\})$ 的最优性，有

$$C(s_1^*, \{1,2\}) \leqslant C(s_2^*, \{1,2\})$$
$$= c_w^2 E(x_1 - s_2^*)^+ + c_I E(s_2^* - x_1)^+ + c_O E[x_1 + x_2 + (s_2^* - x_1)^+ - T]^+$$
$$\leqslant c_w^1 E(x_1 - s_2^*)^+ + c_I E(s_2^* - x_2)^+ + c_O E[x_1 + x_2 + (s_2^* - x_2)^+ - T]^+$$
$$= C(s_2^*, \{2,1\})$$

其中第二个不等式由凸序（Convex Ordering）的定义和期望等待时间、医生空闲时间和加班时间的凸性可得。

当患者数量 $N \geqslant 3$ 时，定理 5.1 和定理 5.2 的结论不再适用，但仍可为后续设计启发式排序算法提供思路。根据 Mak 等（2014）[8]，给出如下几种常见的启发式排序方法：

①方差序（Order of Variance，OV）。当患者等待成本相同时，Weiss（1990）[131]、Denton 等（2007）[155] 指出可采用方差增序对患者进行排序。由于患者服务时间的方差体现了服务时间的波动性，因此排序时将服务时

间方差较小的患者放在前面，可减小方差波动对后序患者等待时间的影响。

②方差—等待成本比率（Order of Variance – to – Waiting Cost Ratio，OVC）。根据定理5.1，若患者方差相同，则最优服务顺序为按照等待时间成本降序排列，这是因为在整个服务队列中顺序相对较前的患者等待时间往往较短，而位置相对靠后的患者由于前序患者服务时间的波动，往往需要等待较长的时间，因此需要把等待时间成本高的患者放在队列前面。同时由于服务时间方差会带来服务时间的波动性，由 Gupta（2007）[20]，可按照服务时间方差与患者等待成本之比 σ^2/c_w 的增序进行排列。

③标准差—等待成本比率（Order of Standard Deviation – to – Waiting Cost Ratio，OSC）。与②类似，根据 Mak 等（2014）[8]，可利用服务时间标准差与等待成本比率的增序对患者进行排列。

下面给出基于启发式排序方法的求解算法。

算法 5.4

Step 1. 初始化患者集合 $P = \{1, 2, \cdots, N\}$，$j = N$；

Step 2. 对任意 $i \in P$，将患者集合分为两个子集，其中 $P_1 = \{i\}$，$P_2 = P/P_1$；

Step 3. 将患者集合 P_2 中的患者看作一个患者，将 P_2 中的患者按 OV（或 OVC，OSC）顺序排列，$c_w^j = \left(\sum_{i=1}^{m} (m + 1 - i) \sigma_i^2 \Big/ \sum_{i=1}^{m} \sigma_i^2 \right) c_w^j$，其中 m 为 P_2 中患者的个数，将原问题转化为两个患者的预约调度问题，根据式（5.28）求得最优解和最优期望利润 $C^*(i)$；

Step 4. 令 $x(j) = \{i \mid C^*(i) = \min C^*(t), t \in P\}$，$s_j^* = \arg\min C(x(j))$，并令 $j = j - 1$，$P = P/\{i\}$，$c_O = c_w^{x(j)}$，转回 Step 2。

5.3.3 患者服务时间分布卷积的简化计算

注意到上述算法均需要计算集合 P_2 内患者随机服务时间之和的分布函数，即需要计算各个患者服务时间分布的卷积。首先考虑两个连续随机变量和的分布，若 X_1，X_2 是两个相互独立的随机变量，则 $X = X_1 + X_2$ 的概率分布，则由卷积公式可得到：

$$f_X(\boldsymbol{x}) = \int_{-\infty}^{\infty} f_1(x_1) f_2(\boldsymbol{x} - x_1) \mathrm{d}x_1$$

$Y = X_1 + X_2 + X_3$ 的概率分布可通过计算 $X(=X_1+X_2)$ 与 X_3 的卷积得到，依此类推。根据卷积计算公式可发现，当随机变量概率密度函数形式复杂时，卷积的计算难度也会加大。

下面通过将连续分布离散近似以对卷积计算进行简化。对于两个离散序列 $x_1(n)$ 和 $x_2(n)$，其卷积 $\boldsymbol{x}(n)$ 可通过如下表达式给出：

$$\boldsymbol{x}(n) = \sum_{i=-\infty}^{\infty} x_1(i) x_2(n-i)$$

由已知，患者 i 的服务时间 x_i 概率密度函数为 $f_i(\cdot)$，$i=1,2,\cdots,N$，且 $f_i(\cdot)$ 为单峰函数。考虑区间 $[0, T_{\max}]$，其中 $T_{\max}$ 表示 P_2 中患者服务时间之和的最大值。将区间 $[0, T_{\max}]$ 以 Δt 为间隔等分为 M 份，即 $\Delta t = T_{\max}/M$，当 Δt 足够小时，可将离散化的概率密度函数近似作为连续分布的概率密度函数。根据离散序列的卷积公式，有：

$$h_1(t) = \sum_{m=0}^{t/\Delta t} f_1(m\Delta t) f_2(t - m\Delta t), \ t \in [0, T_{\max}]$$

$$h_2(t) = \sum_{m=0}^{t/\Delta t} h_1(m\Delta t) f_3(t - m\Delta t), \ t \in [0, T_{\max}]$$

$$\cdots$$

$h_1(\cdot)$、$h_2(\cdot)$ 分别为 x_1+x_2、$x_1+x_2+x_3$ 的概率密度函数，同理可得到 $x_1+x_2+x_3+x_4$，$x_1+x_2+x_3+x_4+x_5$ 等的概率密度函数。

5.4　数值算例

本部分通过数值算例对算法的有效性加以验证。首先假设患者服务时间为独立同分布的随机变量，且患者等待时间成本相等，则此时无须考虑患者排序。Denton 和 Gupta（2003）[56] 利用 L-shape 算法求解了基于两阶段随机规划的调度问题，并以较高的精度给出了最优解的上下界，因此可将 L-shape 算法获得的结果作为最优解，下面将启发式算法的结果与 L-shape 算法进行比较，验证算法的有效性。

首先假设医生的加班成本为零，令 $N=5$，患者服务时间相互独立，且服从 $\mu=3$，$\sigma^2=0.5$ 的正态分布，表 5.1 对比了不同成本参数下算法 5.1、算法 5.2 与 L – shape 算法得到的患者调度方案和系统期望成本。由假设 $\sum_{i=1}^{N} s_i = T$，只需求解分配给前 4 个患者的服务时间。观察患者调度方案，在当前参数假设下算法 5.1 获得的患者调度方案是为各个患者分配相同的服务时间，而算法 5.2 与 L – shape 算法求得的患者调度方案呈现患者服务时间先增后减的穹顶形状。从表 5.1 中还可发现，当患者等待成本较高、医生空闲成本较低时，算法 5.1 与算法 5.2 获得的患者调度方案均优于 L – shape 算法求得的结果；而当患者等待成本降低、医生空闲成本增加时，算法 5.1 获得的患者调度方案得到的系统期望成本较高，算法 5.2 的结果与 L – shape 差别不大，且明显优于算法 5.1 获得的结果。

表 5.1 不考虑医生加班时间的调度方案与期望成本比较

c_w, c_l	(9, 1)			(5, 5)			(1, 9)		
	L – shape	算法 5.1	算法 5.2	L – shape	算法 5.1	算法 5.2	L – shape	算法 5.1	算法 5.2
s_1	3.952	3.641	3.916	3.167	3	3.253	2.268	2.362	2.405
s_2	3.995	3.641	3.932	3.369	3	3.384	2.818	2.362	2.657
s_3	3.989	3.641	3.847	3.348	3	3.312	2.844	2.362	2.723
s_4	3.954	3.641	3.747	3.227	3	3.182	2.752	2.362	2.652
C	5.06	4.53	4.7	12.8	14.47	12.96	6.67	9.11	6.89
Gap1①		–10.34%			13.11%			36.58%	
Gap2②		–7.02%			1.22%			3.4%	

①Gap1 = $(C_1 - C_{L-shape})/C_{L-shape}$；②Gap2 = $(C_2 - C_{L-shape})/C_{L-shape}$。
C_1、C_2 分别表示利用算法 5.1 和算法 5.2 求解患者调度方案获得的系统期望成本。

当医生加班成本不为零时，假设患者服务时间服从 $U(0,2)$ 的均匀分布，不同患者的等待时间成本相等。与 Denton 和 Gupta（2003）[56]一致，令 $N=7$，表 5.2 比较了不同成本参数下算法 5.1、算法 5.2 和 L – shape 算法得到的系统期望成本，图 5.1 给出了不同成本参数下三种算法分别为患者分配的服务时间。根据表 5.2 可发现，对患者等待时间成本进行修正的算法 5.2 明显改善了算法 5.1，且算法 5.2 获得的系统期望成本与 L –

shape 算法得到的结果差距较小,从而验证了算法 5.2 的有效性。

表 5.2 不同参数下的期望成本比较

c_w, c_l, c_o	(3,7,3)	(3,7,5)	(3,7,7)	(5,5,3)	(5,5,5)	(5,5,7)	(7,3,3)	(7,3,5)	(7,3,7)
$C_{\text{L-shape}}$	18.93	20.80	22.74	21.85	24.64	27.05	20.92	25.26	28.89
Gap1①	3.73%	2.95%	1.92%	12.3%	8.88%	6.68%	27.7%	13.8%	9.73%
Gap2②	1.31%	2.59%	4.10%	1.45%	1.89%	2.99%	6.96%	4.55%	4.16%

①Gap1 = $(C_1 - C_{\text{L-shape}})/C_{\text{L-shape}}$;②Gap2 = $(C_2 - C_{\text{L-shape}})/C_{\text{L-shape}}$。
C_1、C_2 分别表示利用算法 5.1 和算法 5.2 求解患者调度方案获得的系统期望成本。

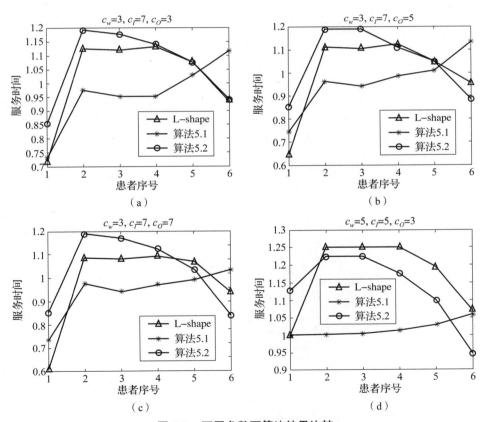

图 5.1 不同参数下算法结果比较

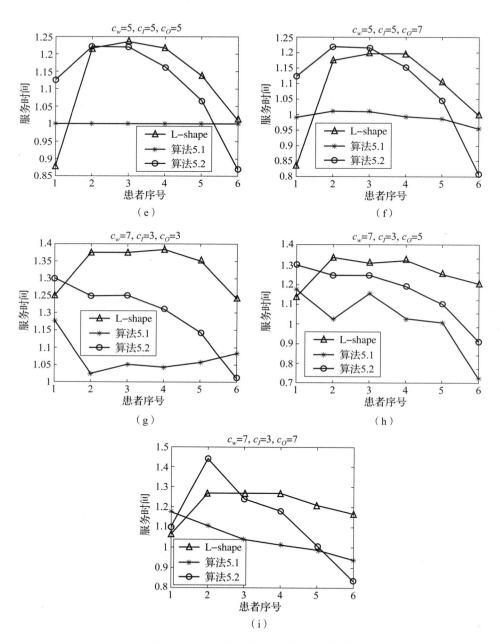

图5.1 不同参数下算法结果比较（续）

观察图 5.1 可发现，算法 5.2 和 L-shape 算法得到的患者服务时间基本符合穹顶形，即初始患者分配的服务时间较短，随着患者服务次序的增加，服务时间先增加并保持在一个较高的水平，随后减小，这也与目前多数文献获得的结果相一致。根据图 5.1（a）~（f），当患者等待时间成本较低时，根据算法 5.2 得到的患者预约调度方案穹顶形状更为明显；由图 5.1（g）~（i），随着患者等待时间成本的增加，基于算法 5.2 的调度方案更倾向于分配给服务次序靠前的患者更多的服务时间。出现这一结果的原因在于，在算法 5.2 中对患者服务时间成本系数进行了修正，对第 j 个患者，其等待时间成本系数为 $j/2$，因此随着患者服务次序的增加，其相应的等待时间成本随之增大，当 c_w 也比较大时，会给集合 P_2 中的患者预留更多的服务时间，而分配给患者 j 的时间则会相应减少。此外，从图 5.1 中还可发现，随着患者服务次序的增加，算法 5.2 分配给患者的服务时间与 L-shape 算法结果相比，呈现先高后低的变化趋势，即对于服务次序靠前的患者，算法 5.2 给其分配的服务时间高于 L-shape 算法分配的时间，而随着服务次序的增加，算法 5.2 分配给患者的服务时间小于 L-shape 算法的结果，且当患者等待时间成本较大时，这一变化更加明显。出现这一结果也是由患者等待时间成本系数与服务次序相关造成的，由于算法 5.2 的求解是逆序的，即首先确定最后一个患者的服务时间，再确定第 $N-1$ 个患者的服务时间，依次类推。在求解分配最后一个患者的服务时间时，由于该患者的等待时间成本 $(N/2)c_w^N > c_w^N$，为减少患者等待时间，决策者会为集合 P_2 中的患者预留更多的服务时间，因此为第 N 个患者分配的服务时间相对较短。

再来看同时考虑患者服务时间与服务顺序的问题。为与样本平均近似方法的患者排序方式保持一致，均采用方差—等待成本比率的启发式排序方法给定患者服务顺序，通过算法 5.4 获得患者服务时间，并将结果与通过 CPLEX 软件求解模型（5.31）得到的结果进行对比。

假设系统中共有 7 位患者，服务时间分别服从均匀分布 $U(0,4)$，$U(0.2,3.8)$，$U(0.5,3.5)$，$U(1,3)$，$U(1.2,2.8)$，$U(1.5,2.5)$，$U(1.8,2.2)$，患者单位时间等待成本为 $c_w = [9,8,3,4,5,6,7]$，表 5.3 对比了当成本系数不同时，样本平均近似方法与算法 5.4 在不同样本数量下获得的结果。

根据表5.3可发现，在不同的参数组合下，基于算法5.4的预约调度方案得到的系统期望成本低于给定患者服务顺序时利用样本平均近似方法获得的结果，且随着样本数量的增加，利用算法5.4对原问题进行求解所需要的运行时间远小于采用CPLEX求解样本平均近似模型所需要的时间。由此体现了算法5.4在计算时间和计算效率上的优越性。

表5.3 算法5.4与SAA结果对比

K	$c_I=7$, $c_O=7$			$c_I=7$, $c_O=5$			$c_I=5$, $c_O=5$		
	T_{SAA}	T_H	Gap[①]	T_{SAA}	T_H	Gap[①]	T_{SAA}	T_H	Gap[①]
50	1.57 s		-2.11%	1.23 s		-3.63%	1.33 s		-4.55%
100	1.68 s		-2.69%	1.27 s		-3.61%	1.38 s		-3.94%
500	2.32 s	0.518 s	-1.99%	1.9 s	0.721 s	-3.77%	1.72 s	0.612 s	-4.44%
1 000	2.88 s		-0.52%	2.28 s		-2.98%	2.29 s		-3.41%
5 000	12.63 s		-0.67%	11.79 s		-2.86%	12.65 s		-3.62%
10 000	34.56 s		-0.45%	33.56 s		-2.66%	30.87 s		-3.40%
$K>$ 50 000	>120 s		1.56%	>120 s		2.91%	>120 s		0.43%

①Gap = $(C_H - C_{SAA})/C_{SAA}$，C_H表示利用启发式算法5.4求解患者调度方案获得的系统期望成本。
T_H表示利用启发式算法5.4求解原问题所需要的计算时间。

图5.2给出了不同医生空闲成本和加班时间成本下，基于不同样本数的样本平均近似方法获得的患者预约调度方案以及基于算法5.4获得的患者预约调度方案。从图中可以看出，两种算法下分配给各个患者服务时间变动的趋势一致，且随着样本数量的增加，两种算法下的预约调度方案趋近一致。根据图5.2还可发现，两种算法给第5个患者分配的服务时间最长，给第6个患者分配的服务时间最短。这是由于按照方差—等待成本比率增序对患者进行排序时，根据患者方差和等待成本参数，排在第5个和6个进行服务的患者分别为患者2和患者1；患者2的等待时间成本最小，

且小于医生空闲时间成本，决策者会减少分配给前 4 个患者的等待时间以减小医生空闲时间，而患者 1 等待时间成本最高，因此会为前 5 个患者分配更多的服务时间，以减少患者 1 的等待时间。

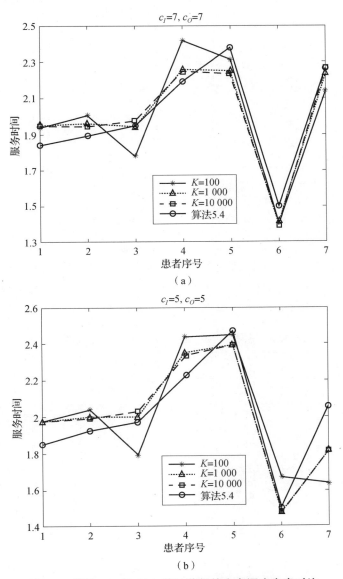

图 5.2　算法 5.4 与 SAA 算法获得的患者调度方案对比

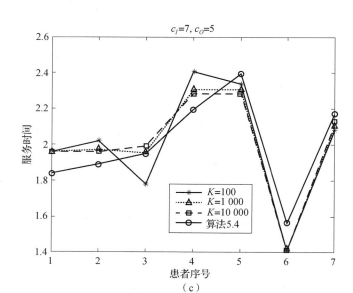

图 5.2 算法 5.4 与 SAA 算法获得的患者调度方案对比（续）

表 5.4 进一步对比了不同患者数量下算法 5.4 与 SAA 的计算结果，在样本数量较少时，基于算法 5.4 的预约调度方案从计算时间和计算效率上均优于 SAA 方法，随着患者数量和样本数量的增多，SAA 方法所需计算时间显著增加，由此进一步体现了算法 5.4 在计算效率上的优势。

表 5.4 不同患者数量下算法 5.4 与 SAA 结果对比

K	$N=15$			$N=30$			$N=50$		
	T_{SAA}	T_H	Gap①	T_{SAA}	T_H	Gap①	T_{SAA}	T_H	Gap①
100	2.29 s		−0.92%	3.29 s		−0.41%	3.39 s		−0.64%
500	3.37 s		−0.13%	5.98 s		0.63%	23.41 s		−0.02%
1 000	4.54 s	0.859 9 s	0.4%	9.74 s	5.46 s	0.84%	33.68 s	35.08 s	0.61%
5 000	14.79 s		0.62%	48.64 s		1.23%	135.56 s		1.83%
10 000	44.88 s		0.89%	227.43 s		1.87%	280.21 s		2.22%

①Gap = ($C_H - C_{SAA}$)/C_{SAA}。
T_H 表示利用启发式算法 5.4 求解原问题所需要的计算时间；C_H 表示利用启发式算法 5.4 求解患者调度方案获得的系统期望成本。

5.5 本章小结

本章研究了单服务台的随机预约调度模型，以服务时间随机的异质患者为研究对象，考虑患者服务时间分布函数和爽约行为的不同，建立随机混合整数规划模型，对患者的预约调度方案和服务顺序进行优化。首先指出患者爽约行为可通过调整服务时间进行处理，因此在求解过程中不需要单独考虑；在此基础上，给定患者服务顺序，引入库存理论相关方法，将两个患者的预约系统与经典报童模型等价，给出最优预约方案满足的一阶条件。进一步，基于两个患者的预约调度方案，设计启发式算法对多个患者的预约系统预约方案进行求解，并通过对患者等待时间成本系数进行调整以修正算法。在此基础上，对患者的排序方案进行优化，确定各个患者的服务开始时间。

数值结果表明，当患者服务时间为独立同分布的随机变量时，分配给患者的服务时间呈现先增加并维持在一个较高水平后逐渐减少的穹顶形，即给较早接受服务的患者和最后接受服务的患者预留较短的服务时间，而给服务顺序处于队列中间的患者预留较长的服务时间；当患者服务时间分布互不相同时，与基于样本平均近似方法的结果相比，启发式算法在求解效率和计算时间上都具有一定的优越性。

当患者等待时间成本较低时，根据数值结果，系统会为队列中间的患者安排较长的预约时间间隔，若当前患者在下一个患者到达前结束服务，则会造成医生空闲时间。由于医疗服务过程中，医生空闲往往伴随着设备空转、医疗资源闲置等，空闲时间成本往往较高。实际应用中，医院可考虑在医生服务能力范围内，安排部分当天到达的患者接受服务，以减少医疗资源的闲置。同时，为提前预约患者赋予较高的优先权，防止预约患者因等待时间过长而造成的满意度下降。在对患者的服务顺序进行决策时，需要权衡患者等待时间成本和随机服务波动性对系统的影响，将服务时间波动较小、等待时间成本较高的患者指派至等待队列的前面接受服务，将服务时间波动性大且等待时间成本较小的患者安排在后面接受服务，以最小化由于患者服务时间的波动性对系统造成的影响，并减少预约调度系统总成本。

第6章 存在患者不守时的预约调度优化

6.1 引言

传统患者预约调度的研究中,在设计患者预约方案时往往假定患者准时到达系统,较少考虑患者的不守时现象,而在现实生活中,患者的不守时现象在医疗服务行业尤其在门诊部门并不罕见。患者不守时指的是患者早于或晚于其预约时间(即预计服务开始时间)到达系统。实证显示,患者由于担心病情延误,往往希望尽早得到治疗,会早于预约时间到达[9];而由于交通堵塞、天气状况或其他诸多原因,患者也可能会在预约时间之后到达服务系统。患者迟到会造成医生工作空闲,从而降低医疗服务效率和效用,此外,若患者晚于预约时间到达系统,还会增加后序患者的等待时间,继而导致医生可能需要通过加班对所有已预约患者进行服务。若患者倾向于晚于预计服务开始时间到达系统,则决策者可通过将患者的预计开始服务时间提前来降低患者迟到的影响,而相关文献及统计结果表明,患者往往更倾向于早于预约时间到达[81,156],Cayirli 等(2006)[144]指出患者平均比预计服务开始时间提前17分钟到达系统。患者提前到达系统也会带来一系列的问题,如加剧候诊室的拥挤程度,延长患者等待时间,从而使患者满意度降低。与患者迟到或爽约不同,医疗服务提供者无法对提前到达系统的患者定义一个相应的"惩罚成本",使得患者提前到达系统的情况往往难以控制。而对于迟到患者,由于患者迟到时间通常情况下不会太长,设计迟到患者的惩罚机制也不现实。因此如何设计预约机制来消除患者提前到达或迟到行为对系统带来的影响,是本章重点关注的内容。

现有研究大多通过统计分析预约时间与实际到达时间差别推断患者不守时行为的概率分布规律，并假设患者实际到达过程与预约时间相互独立[9]，如 Tai 和 Williams（2012）[157]结合患者不同的行为模式，并基于实际数据构建了随机分布来描述患者的不守时行为。本章假设患者实际到达时间间隔为以预约时间间隔为期望的随机分布，由于预约时间间隔不同，患者不守时程度也各不相同，从这一角度出发，可将患者看作互不相同的异质患者。

本章其余部分组织如下：6.2 首先对本章所研究的问题进行阐述，给出需要的符号说明和模型假设；6.3 分别考虑患者实际到达时间间隔为关于预约时间间隔的指数分布的模型和关于预约时间间隔非指数分布的模型，以最小化系统期望利润为目标，建立不守时患者的预约调度模型，求解针对不守时患者的预约策略；6.4 通过数值算例对比患者准时到达和不准时到达的预约方案，并分析参数变化对预约方案的影响；结论及其管理学启示在 6.5 给出。

6.2　问题描述与符号规定

患者不守时表示患者预计服务开始时间与患者实际到达时间的时间差，根据这一定义，若患者早于预计服务开始时间到达系统，则称为患者提前到达；反之，若患者晚于预计服务开始时间到达，则称为患者迟到。医生每服务一个患者，会给医院带来一定的收益；若患者到达系统时，前序患者仍未完成服务，会带来患者等待成本；在常规服务时间内没有完成服务的患者需要医生加班工作，从而造成医生加班成本。本章基于患者的不守时行为建立优化模型，设计患者预约调度方案，以最大化医院期望利润。

首先给出模型需要用到的符号说明。

（1）决策变量

$a(i)$　　第 i 个患者的预约时间，即患者预计服务开始时间；

$x(i)$　　分配给各个患者的服务时长，$x(i) = a(i) - a(i-1)$，$i = 2,3,\cdots,N$。

（2）参数

N　　患者数量；

$S(i)$　第 i 个患者的随机服务时间；

$A(i)$　第 i 个患者的实际到达时间，$i=1,2,\cdots,N$；

$Z(i)$　反映第 i 个患者不守时程度的随机变量，$Z(1),Z(2),\cdots,Z(N)$ 相互独立，$Z(i) \geq 0$ 且 $E(Z(i))=1$；

$U(i)$　患者不守时变量，表示预计服务开始时间与患者实际到达时间的时间差；

$X(i)$　第 i 个患者与第 $i-1$ 个患者的到达时间间隔，$i=2,3,\cdots,N$；

T　医生常规服务时间；

r　每服务一个患者带来的收益；

c_w　患者单位等待时间成本；

c_O　医生单位加班成本。

根据上述符号说明，显然对于 $i=2,3,\cdots,N$，有 $U(i)=A(i)-a(i)$，其中 $U(i)>0$ 表示患者晚于预计服务开始时间到达，即患者迟到，$U(i)<0$ 表示患者早于预约时间到达系统，即患者提前。同时注意到，患者实际到达时间间隔 $X(i)=A(i)-A(i-1)$，根据随机变量 $Z(i)$ 的定义，有：

$$X(i)=x(i)Z(i), i=2,3,\cdots,N \tag{6.1}$$

当系统中同时存在提前到达患者和迟到患者时，会发生患者到达顺序与预约顺序不同的情况[81]，即后序患者先于在其前面接受服务的患者到达。此时若服务台空闲，决策者需决定是立即服务已到达的患者，还是继续等待直至服务顺序在前面的患者到达。而式（6.1）保证了患者的实际到达顺序与预计到达顺序相一致，即避免了"out of order"情况的出现；由于 $Z(i)$ 的随机性，患者到达时间间隔是以 $x(i)$ 为均值的随机变量。若 $Z(i)>1$，说明患者 i 与患者 $i-1$ 到达时间间隔大于预约调度方案为患者分配的时间间隔；反之，当 $Z(i)<1$ 时，患者到达时间间隔小于预计到达时间间隔 $x(i)$。因此患者可能早于预计服务开始时间到达系统，也可能会晚于预计服务开始时间到达系统。为简便起见，提出如下模型假设：

①研究对象为单服务台系统。

②第一个患者准时在 $t=0$ 时刻到达，其余患者可能早于预计服务开始时间到达，也可能晚于预计服务开始时间到达。

③患者到达顺序与调度方案安排的顺序一致，即不考虑"out of order"的情况。

④患者服务时间服从参数为 μ 的指数分布，且不同患者服务时间相互独立。

⑤若患者提前到达系统且医生处于空闲状态，则患者可立刻接受服务，无须等待至其预计服务开始时间。

根据模型假设，结合式（6.1），记录患者 i 实际到达时间与预计到达时间间隔的不守时变量 $U(i)$ 的递推表达式为：

$$U(i) = U(i-1) + x(i)(Z(i)-1), i=2,3,\cdots,N \quad (6.2)$$
$$U(1) = 0 \quad (6.3)$$

由此可见，若不同患者预计到达时间间隔 $x(i)$ 不同或不守时程度 $Z(i)$ 不同，将会造成患者不守时变量 $U(i)$ 的分布函数不同，从这一角度来说患者是异质的。下面就考虑如何在患者不守时行为互不相同的假设下，以最大化系统期望收益为目标，设计患者预约调度方案。注意到，若给定患者数量 N，在预约调度方案 $\boldsymbol{x}=(x(1),x(2),\cdots,x(N))$ 下，系统期望利润为 $rN-C(\boldsymbol{x})$，其中 $C(\boldsymbol{x})$ 为预约调度方案为 $\boldsymbol{x}$ 时的系统期望成本，可发现当患者数量固定时，最大化系统期望利润等价于最小化期望成本，因此后面的分析中将主要考虑患者等待时间成本和医生加班成本，并将目标函数改写为最小化系统期望成本的形式，建立预约调度模型并求解。

6.3　患者不守时模型的构建与求解

6.3.1　指数分布到达时间间隔的模型

6.3.1.1　系统状态分析

首先考虑患者不准时随机变量 $Z(i)(i=2,3,\cdots,N)$ 服从参数为 1 的指数分布的情况，根据式（6.1），患者实际到达时间间隔 $X(i)$ 服从均值为 $x(i)$ 的指数分布。令 $N(t)$ 表示截至 t 时刻到达系统的患者总人数，$M(t)$ 表示 t 时刻在系统中的患者数量，即 t 时刻接受服务的患者和在队列中等待的患者数量。根据上述符号说明与模型假设，显然有 $N(t) \in \{0,1,2,\cdots,N\}$，$M(t) \in \{0,1,2,\cdots,N(t)\}$。

定理 6.1 状态空间 $S = \{(n,m): n = 0,1,2,\cdots,N; m = 0,1,\cdots,n\}$ 上的二维随机过程 $\{(N(t),M(t)),t \geq 0\}$ 是连续时间的马尔可夫链。

证明： 首先假设在 t 时刻系统状态 $(N(t),M(t)) = (n,m)$，$n \geq m > 0$，即从 0 时刻到 t 时刻，共有 n 个患者到达系统，t 时刻服务台处于忙碌状态且有 $m-1$ 名患者在队列中等待接受服务。则此时以下两个事件可带来系统状态的改变：

$E_{(n,m),(n+1,m+1)}$ = 新患者在当前接受服务的患者结束服务前到达系统

$E_{(n,m),(n,m-1)}$ = 接受服务的患者在新患者到达系统前完成服务离开系统

根据假设，患者服务时间服从参数为 μ 的指数分布，因此由状态 (n,m) 进入状态 $(n+1,m+1)$ 的时间 $T_{(n,m),(n,m-1)} \sim \exp(\mu)$。再来看 $T_{(n,m),(n+1,m+1)}$，在预约调度方案下，第 n 个患者与 $n+1$ 个患者到达系统的时间间隔 $x(n+1) = a(n+1) - a(n)$，而患者 n 和患者 $n+1$ 到达系统的实际间隔由 $X(n+1) = x(n+1)Z(n+1)$ 给出，$Z(n+1)$ 服从均值为 1 的指数分布，因此 $X(n+1)$ 服从均值为 $x(n+1)$ 的指数分布。定义 $\theta(n) = 1/x(n)$，显然 $T_{(n,m),(n+1,m+1)} \sim \exp(\theta(n+1))$，因此得到系统状态转移概率 $q_{(n,m),(n,m-1)} = \mu$，$q_{(n,m),(n+1,m+1)} = \theta(n+1)$。

若在 t 时刻系统状态为 $(N(t),M(t)) = (n,0)$，表示从 0 时刻到 t 时刻已有 n 个患者到达系统，且在时刻 t 系统处于空闲状态，既没有患者正在接受服务，也没有患者在队列中等待。此时只有一个触发事件可带来系统状态的改变，即有新患者到达系统，系统状态变为 $(n+1,1)$。与前文分析相似，系统状态由 $(n,0)$ 转移至 $(n+1,1)$ 所需时间 $T_{(n,0),(n+1,1)} \sim \exp(\theta(n+1))$，转移概率 $q_{(n,0),(n+1,1)} = \theta(n+1)$。

因此随机过程 $\{(N(t),M(t)),t \geq 0\}$ 是一个连续时间的马尔可夫链，系统状态转移过程如图 6.1 所示。

由于假定第一个患者在 $t=0$ 时刻准时到达，因此在图 6.1 中初始状态为 $(1,1)$，若允许第一个患者晚于其预计服务开始时间到达，则初始状态变为 $(0,0)$，此时令 $\theta(1) = \infty$ 则表示第一个患者准时到达。

令 $p(n,m,t)$ 表示在 t 时刻系统由初始状态 $(1,1)$ 转移至状态 (n,m) 的概率，根据向前方程，有：

$$\frac{\mathrm{d}p(1,1,t)}{\mathrm{d}t} = -(\mu + \theta(2))p(1,1,t), \quad p(1,1,0) = 1 \qquad (6.4)$$

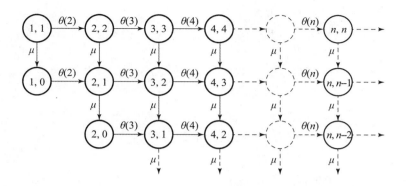

图 6.1 系统预约状态转移过程

通过求解微分方程 (6.4), 可以得到:
$$p(1,1,t) = e^{-(\mu+\theta(2))t} \tag{6.5}$$

对于系统状态 (1,0), 其微分方程可由式 (6.6) 给出:
$$\frac{dp(1,0,t)}{dt} = \mu p(1,1,t) - \theta(2)p(1,0,t),\ p(1,0,0)=0 \tag{6.6}$$

求解上述微分方程可得:
$$p(1,0,t) = e^{-\theta(2)t} - e^{-(\mu+\theta(2))t} \tag{6.7}$$

同理可得
$$\frac{dp(2,2,t)}{dt} = \theta(2)p(1,1,t) - (\mu+\theta(3))p(2,2,t),\ p(2,2,0)=0 \tag{6.8}$$

$$\frac{dp(2,1,t)}{dt} = \theta(2)p(1,0,t) + \mu p(2,2,t) - (\mu+\theta(3))p(2,1,t),\ p(2,1,0)=0 \tag{6.9}$$

$$\frac{dp(2,0,t)}{dt} = \mu p(2,1,t) - \theta(3)p(2,0,t),\ p(2,0,0)=0 \tag{6.10}$$

递归地, 可以得到其他状态下的微分方程:
$$p'(n,n,t) = \theta(n)p(n-1,n-1,t) - (\mu+\theta(n+1))p(n,n,t) \tag{6.11}$$

$$p'(n,m,t) = \mu p(n,m-1,t) + \theta(n-1)p(n-1,m-1,t) - \\ (\mu+\theta(n+1))p(n,m,t),\ 0<m<n \tag{6.12}$$

$$p'(n,0,t) = \mu p(n,1,t) - \theta(n+1)p(n,0,t) \tag{6.13}$$

依次求解上述微分方程，有：

$$p(2,2,t) = -\frac{\theta(2)}{\theta(3)-\theta(2)}e^{-(\mu+\theta(3))t} + \frac{\theta(2)}{\theta(3)-\theta(2)}e^{-(\mu+\theta(2))t} \quad (6.14)$$

$$\begin{aligned}p(2,1,t) = -\theta(2)e^{-(\theta(3)+\mu)t}((\theta(2)-\theta(3))^2 e^{(\mu+\theta(3)-\theta(2))t} - \\ (\mu+\theta(3)-\theta(2))^2 e^{(\theta(3)-\theta(2))t} + \\ \mu(\mu+\theta(2)^2 t+\theta(3)^2 t+\theta(3)(2+\mu t) - \\ \theta(2+2\theta(3)t+\mu t))))/(\theta(2)-\theta(3))^2(\mu+\theta(3)-\theta(2))\end{aligned}$$
(6.15)

可以发现，当 $n \geqslant 2$ 时，求解微分方程形式复杂，难以直接获得概率 $p(n, m, t)$ 的闭式解，下面将考虑如何通过生成矩阵对转移概率进行求解。

由图 6.1 可发现，系统中共有 $N(N+3)/2$ 种状态，将图中所有系统状态按照列方向列出，可得到 $\{(1,1),(1,0),(2,2),(2,1),(2,0),\cdots\}$，此外观察图 3.1 并结合对状态的排序，可得到状态 (n,m) 的顺序为 $(n+2)(n-1)/2+(n-m+1)$。基于上述假设，系统生成矩阵 $\boldsymbol{Q}$ 为：

$$\boldsymbol{Q} = \begin{bmatrix} -(\mu+\theta(2)) & \mu & \theta(2) & \cdots & & & & & 0 \\ 0 & -\theta(2) & 0 & \theta(2) & & & & & \vdots \\ & & \ddots & -(\mu+\theta(3)) & \mu & 0 & 0 & \theta(3) \\ \vdots & & & & -(\mu+\theta(3)) & & & & \\ & & & & & -\theta(3) & & & \\ & & & & & & & & 0 \\ & & & & & & & & \mu \\ 0 & \cdots & & & & & & & 0 \end{bmatrix}$$

容易发现，生成矩阵 $\boldsymbol{Q}$ 为上三角矩阵。根据向后方程，t 时刻的状态转移矩阵 $\boldsymbol{P}(t)$ 满足：

$$\boldsymbol{P}(t) = e^{Q*t} \quad (6.16)$$

其中 $P_{ij}(t)$ 表示当前处在状态 i 的随机过程在时间 t 后处在状态 j 的概率，且有：

$$P_{ij}(t) = \boldsymbol{P}(X(t+s)) = j \mid X(s) = i\} \quad (6.17)$$

定义：

$$L(t) = \int_0^t \boldsymbol{P}(u)\mathrm{d}u, \quad t>0 \quad (6.18)$$

在式 (6.18) 中对矩阵的积分表示对矩阵中各个元素在区间 $[0,t]$ 进行积分。则 $L_{ij}(t)$ 为该连续过程马尔可夫链在 $[0,t]$ 内从状态 i 转移至状态 j 所需要的时间期望值，见 Kulkarni (2009)[158]。

定理 6.2 $L(t)$ 满足边界条件为 $L(0)=0$ 的微分方程 $L'(t) = QL(t) + I$，其中 I 为单位矩阵。

证明： 根据式 (6.18) 显然有 $L(0)=0$，因此边界条件得以证明。

根据 $L(t) = \int_0^t P(u)\mathrm{d}u$，显然

$$L'(t) = P(t) \tag{6.19}$$

$$L''(t) = P'(t) \tag{6.20}$$

由式 (6.16)，$P(t) = e^{Q*t}$ 可知，$P'(t) = QP(t)$，结合式 (6.19)，式 (6.20) 可改写为：

$$L''(t) = QL'(t) \tag{6.21}$$

对式 (6.21) 两边同时积分得 $L'(t) = QL(t) + \mathrm{Cons}$，其中 Cons 表示任一常数。根据 $P(t)$ 的定义，在 $t=0$ 时刻没有状态转移，因此 $L'(0) = I$，结合边界条件 $L(0) = 0$，$\mathrm{Cons} = I$，因此 $L'(t) = QL(t) + I$。

当系统进入状态 $(N,0)$ 后，此时没有新患者到达，也没有患者离开系统，系统状态不再发生变化，因此状态 $(N,0)$ 为吸收态，基于此，可将生成矩阵中与这一状态相关的行和列移除。在前述问题中，与状态 $(N,0)$ 相关的为矩阵 Q 的最后一行和最后一列。记移除生成矩阵 Q 最后一行和最后一列的矩阵为 Q_1，令 $P_1(t)$ 表示移除状态转移矩阵 $P(t)$ 相应行和列后得到的子矩阵，则 $P_1(t) = e^{Q_1*t}$。由于状态 $(N,0)$ 为吸收态，生成矩阵 Q 不可逆，而子矩阵 Q_1 为主对角元素非零的上三角矩阵，显然 Q_1 可逆。

定理 6.3 令 $L_1(t) = \int_0^t P_1(u)\mathrm{d}u$，则有 $L_1(t) = Q_1^{-1}(e^{Q_1*t} - I)$。

证明： 已知 $L'(t) = QL(t) + I$，根据定理 6.2 的证明，容易得到 $L_1'(t) = Q_1 L_1(t) + I$，I 表示与 Q_1 维数相同的单位矩阵。左右两边同时乘以 Q_1^{-1}，

$$Q_1^{-1} L_1'(t) = L_1(t) + Q_1^{-1} \tag{6.22}$$

由 $L_1(t)$ 的定义，$L_1'(t) = P_1(t)$，因此：

$$L_1(t) = \boldsymbol{Q}_1^{-1}\boldsymbol{P}_1(t) - \boldsymbol{Q}_1^{-1} = \boldsymbol{Q}_1^{-1}(e^{Q_1*t} - \boldsymbol{I}) \qquad (6.23)$$

引理 6.1 给定矩阵 $\boldsymbol{A} \in R^{n \times n}$，特征值为 $\lambda_1, \lambda_2, \cdots, \lambda_n$，且对于 $\forall i \neq j$ 有 $\lambda_i \neq \lambda_j$。记矩阵 $\boldsymbol{P} = [v_1, v_2, \cdots, v_n]$，其中 $\boldsymbol{v}_i$ 表示矩阵 $\boldsymbol{A}$ 关于特征值 λ_i 的特征向量，则 e^{At} 可被写为：

$$e^{At} = \boldsymbol{P} \begin{bmatrix} e^{\lambda_1 t} & & \\ & \ddots & \\ & & e^{\lambda_n t} \end{bmatrix} \boldsymbol{P}^{-1} \qquad (6.24)$$

证明：由于矩阵 $\boldsymbol{A}$ 的特征值两两不同，则矩阵 $\boldsymbol{A}$ 的特征向量也互不相同，将 $\boldsymbol{A}$ 通过矩阵 $\boldsymbol{P}$ 进行特征变换得到

$$\boldsymbol{P}^{-1}\boldsymbol{A}\boldsymbol{P} = \begin{bmatrix} \lambda_1 & & \\ & \ddots & \\ & & \lambda_n \end{bmatrix} \qquad (6.25)$$

将式（6.25）两边分别左乘 $\boldsymbol{P}$，右乘 $\boldsymbol{P}^{-1}$，

$$\boldsymbol{A} = \boldsymbol{P} \begin{bmatrix} \lambda_1 & & \\ & \ddots & \\ & & \lambda_n \end{bmatrix} \boldsymbol{P}^{-1} \qquad (6.26)$$

进一步地，根据式（6.26），有：

$$\boldsymbol{A}^2 = \boldsymbol{P} \begin{bmatrix} \lambda_1 & & \\ & \ddots & \\ & & \lambda_n \end{bmatrix} \boldsymbol{P}^{-1} \boldsymbol{P} \begin{bmatrix} \lambda_1 & & \\ & \ddots & \\ & & \lambda_n \end{bmatrix} \boldsymbol{P}^{-1} = \boldsymbol{P} \begin{bmatrix} \lambda_1^2 & & \\ & \ddots & \\ & & \lambda_n^2 \end{bmatrix} \boldsymbol{P}^{-1}$$

$$(6.27)$$

$$\boldsymbol{A}^3 = \boldsymbol{P} \begin{bmatrix} \lambda_1^2 & & \\ & \ddots & \\ & & \lambda_n^2 \end{bmatrix} \boldsymbol{P}^{-1} \boldsymbol{P} \begin{bmatrix} \lambda_1 & & \\ & \ddots & \\ & & \lambda_n \end{bmatrix} \boldsymbol{P}^{-1} = \boldsymbol{P} \begin{bmatrix} \lambda_1^3 & & \\ & \ddots & \\ & & \lambda_n^3 \end{bmatrix} \boldsymbol{P}^{-1}$$

$$(6.28)$$

$\boldsymbol{A}^4, \boldsymbol{A}^5, \cdots, \boldsymbol{A}^n$ 也可依次写出。由 e^x 的幂级数展开式，

$$e^x = 1 + \frac{x}{1!} + \frac{x^2}{2!} + \cdots = \sum_{n=0}^{\infty} \frac{x^n}{n!} \qquad (6.29)$$

有：

$$\begin{aligned}
e^{At} &= I + \sum_{n=1}^{\infty} \frac{(At)^n}{n!} \\
&= P \begin{bmatrix} 1 + \sum_{n=1}^{\infty} \frac{(\lambda_1 t)^n}{n!} & & \\ & \ddots & \\ & & 1 + \sum_{n=1}^{\infty} \frac{(\lambda_n t)^n}{n!} \end{bmatrix} P^{-1} \qquad (6.30) \\
&= P \begin{bmatrix} e^{\lambda_1 t} & & \\ & \ddots & \\ & & e^{\lambda_n t} \end{bmatrix} P^{-1}
\end{aligned}$$

原命题得证。

引理 6.2 给定矩阵 $A \in R^{n \times n}$，特征值为 $\lambda_1, \lambda_2, \cdots, \lambda_m$，相应特征根重数为 $n_1, n_2, \cdots, n_m$，且 $\sum_{j=1}^{m} n_j = n$，令 P 表示由矩阵 A 的特征值 $\lambda_1, \lambda_2, \cdots, \lambda_m$ 得到的广义特征向量组成的矩阵，则根据若当标准型可将矩阵 A 表示为：

$$A = P \begin{bmatrix} \lambda_1 & & & & & & \\ & \ddots & & & & & \\ & & \lambda_1 & & & & \\ & & & \ddots & & & \\ & & & & \lambda_m & & \\ & & & & & \ddots & \\ & & & & & & \lambda_m \end{bmatrix} P^{-1} \qquad (6.31)$$

因此 e^{At} 可通过式（6.32）进行计算得到：

$$e^{At} = \boldsymbol{P} \begin{bmatrix} e^{\lambda_1 t} & te^{\lambda_1 t} & \cdots & \dfrac{t^{n_1-1}e^{\lambda_1 t}}{(n_1-1)!} & 0 & \cdots & & & 0 \\ 0 & e^{\lambda_1 t} & \ddots & \vdots & & & & & \vdots \\ \vdots & & \ddots & te^{\lambda_1 t} & & & & & \\ & & & e^{\lambda_1 t} & & & & & \\ & & & & \ddots & & & & \\ & & & & & e^{\lambda_m t} & te^{\lambda_m t} & \cdots & \dfrac{t^{n_m-1}e^{\lambda_m t}}{(n_m-1)!} \\ & & & & & & e^{\lambda_m t} & \ddots & \vdots \\ & & & & & & & \ddots & te^{\lambda_m t} \\ 0 & \cdots & & & & & 0 & & e^{\lambda_m t} \end{bmatrix} \boldsymbol{P}^{-1}$$

(6.32)

证明过程与引理 6.1 类似。

对于上三角矩阵，其特征值为该均值的主对角元素，因此对生成矩阵 $\boldsymbol{Q}_1$，根据引理 6.2 的结论，可将 $e^{Q_1 t}$ 以式（6.32）的形式表示。由于矩阵 $\boldsymbol{Q}_1$ 的所有特征值均非负，有：

$$\lim_{t \to \infty} L_1(t) = \lim_{t \to \infty} \boldsymbol{Q}_1^{-1}(e^{Q_1 * t} - \boldsymbol{I}) = -\boldsymbol{Q}_1^{-1} \quad (6.33)$$

引理 6.3 令 $Na(t)$ 表示 $[0,t]$ 时间内到达系统的患者数量，则 $Na(t)$ 是一个连续时间的马尔可夫链。

$Na(t)$ 的生成矩阵为：

$$\boldsymbol{Q}_{Na} = \begin{bmatrix} -\theta(2) & \theta(2) & & & & & \\ & -\theta(3) & \theta(3) & & & & \\ & & -\theta(4) & \theta(4) & & & \\ & & & -\theta(5) & \theta(5) & & \\ & & & & \ddots & \ddots & \\ & & & & & -\theta(N) & \theta(N) \\ 0 & & & & & & 0 \end{bmatrix}$$

(6.34)

根据向后方程，可得状态转移矩阵：

$$\boldsymbol{P}Na(t) = e^{Q_{Na} * t} \quad (6.35)$$

其中 $PNa_{ij}(t)$ 表示系统状态从 i 转移至 j 的概率。定义 $LN(t) = \int_0^t PNa(u)\mathrm{d}u$，$t>0$，与前文相同，矩阵的积分表示对矩阵每个元素进行积分计算，则 $LN_{ij}(t)$ 为在 $[0,t]$ 时间段内连续时间的马尔可夫链 $Na(t)$ 在状态 j 持续的时间[158]。

令 $Ne(t)$ 表示 $[0,t]$ 内提前到达服务系统的患者期望数量。当系统状态为 j 时，根据生成矩阵 Q_{Na}，新患者以 $\theta(j+1)$ 的到达率出现，在时间 $t \in [a(k),a(k+1))$ 内当且仅当 $j>k$ 时，新到达的患者为提前到达患者，因此：

$$Ne'(t) = \sum_{i=1}^{N} P(Na(t) = i \mid Na(0) = 1) * \theta(i+1) * \mathrm{Arr}(i,t)$$
(6.36)

其中，

$$\mathrm{Arr}(i,t) = \begin{cases} 1, & t \text{ 时刻系统状态为 } i \text{ 时新到达系统的患者为提前到达患者} \\ 0, & \text{其他} \end{cases}$$
(6.37)

根据 $\mathrm{Arr}(i,t)$ 的定义，当 $t \in [a(k),a(k+1))$ 时可将 $Ne'(t)$ 的表达式改写为：

$$Ne'(t) = \sum_{i=k}^{N-1} P(Na(t) = i \mid Na(0) = 1) * \theta(i+1) \quad (6.38)$$

由假设，第一个患者在时刻 0 准时到达系统，因此系统初始状态为 $Na(1)=0$；令 $P(Na(t)=i \mid Na(0)=1) = PNa_{1i}(t)$，则可得到 $[0,t]$ 内提前到达服务系统的患者数量期望值的表达式：

$$\begin{aligned} Ne(t) &= \sum_{m=1}^{k-1} \int_{a(m)}^{a(m+1)} \sum_{j=m}^{N-1} PNa_{1j}(u) * \theta(j+1)\mathrm{d}u + \\ & \sum_{m=k}^{N-1} \int_{a(k)}^{t} PNa_{1m}(u) * \theta(m+1)\mathrm{d}u \\ &= \sum_{m=1}^{k-1} \sum_{j=m}^{N-1} \theta(j+1) \int_{a(m)}^{a(m+1)} PNa_{1j}(u)\mathrm{d}u + \\ & \sum_{m=k}^{N-1} \theta(m+1) \int_{a(k)}^{t} PNa_{1m}(u)\mathrm{d}u \\ &= \sum_{m=1}^{k-1} \sum_{j=m}^{N-1} \theta(j+1)(LN_{1j}(a(m+1)) - LN_{1j}(a(m))) + \end{aligned}$$

$$\sum_{m=k}^{N-1} \theta(m+1)(LN_{1m}(t) - LN_{1m}(a(k))) \tag{6.39}$$

其中 $t \in [a(k), a(k+1))$。

再来看时间 $[0,t]$ 内迟到患者的数量。同样，根据假设，第一个患者准时到达系统，因此在 $[a(1), a(2)]$ 时间段内系统中没有迟到患者。令 $E(Na(t))$ 表示 $[0,t]$ 时间内到达系统的患者期望数量，则可得到 $[0,t]$ 时间内晚于预计服务开始时间到达的患者期望数量：

$$Nl(t) = E(Na(t)) - 1 - Ne(t) \tag{6.40}$$

根据式（6.40），若要获得 $[0,t]$ 时间内迟到患者的数量，首先需要计算 $E(Na(t))$。根据前述分析，患者数量的状态转移矩阵 $PNa(t) = e^{Q_{Na(t)} * t}$，其中 $PNa_{ij}(t)$ 表示系统由状态 i 到状态 j 的转移概率，因此 $PNa_{1j}(t)$ 表示截至 t 时刻系统中共有 j 位患者到达的概率，由此可得到：

$$E(Na(t)) = \sum_{j=1}^{N} j PNa_{1j}(t) \tag{6.41}$$

6.3.1.2 成本计算

下面将考虑如何计算系统总成本。医生加班时间可根据医生服务完成最后一个患者的时间减去医生正常服务时间 T 得到；对于患者等待时间，考虑两种处理方式：①患者等待时间为患者实际到达系统时间与患者开始服务时间的时间差；②患者的等待时间成本仅在患者预计服务开始时间之后发生。两者的不同之处在于：对于第一种处理方式，当患者进入系统时若不能立刻接受服务，就会产生等待时间成本；对于第二种处理方式，若患者早于预计服务开始时间到达并进入等待队列，在其预计服务开始时间之前，该患者不会产生等待成本，患者等待时间为其预计服务开始时间与实际服务开始时间的时间差。

首先来看第一种成本计算方式下的系统期望成本。假设在 t 时刻（$t \in (0,T]$）系统状态为 $\{(n,m): n = 0,1,2,\cdots,N; m = 0,1,\cdots,n\}$，当 $m = 0$ 时，表示当前无患者接受服务或等待，系统处于空闲状态，此时无患者等待成本。当 $m > 0$ 时，表示在 t 时刻系统中至少有一个患者，此时队列中等待接受服务的患者会产生等待时间成本。由此可得到在 t 时刻系统状态为 (n,m) 的总成本：

$$C_{n,m}^1(t) = \begin{cases} (m-1)c_w, & m > 0 \\ 0, & \text{otherwise} \end{cases} \quad (6.42)$$

当 $t > T$ 时,若 $m > 0$,则会产生医生加班成本,记 $C_{n,m}^2(t) = c_o$,$t > T$。

在计算过程中,仅需要矩阵 $\boldsymbol{L}_1(t)$ 的第一行元素,$L_{1j}(t)$ 表示在 $(0,t]$ 时间段系统处于状态 j 的时长。记 $\boldsymbol{L}_1(1,:) = L1$,有 $L1 \in R^{1 \times S}$,其中 S 表示系统中状态总数,即 $S = N(N+3)/2$,则可得到系统总期望成本函数:

$$C = \sum_{j=2}^S C_j^1 \lim_{t \to \infty} L1_j(t) + \sum_{j=2}^S C_j^2 [\lim_{t \to \infty} L1_j(t) - L1_j(T)] \quad (6.43)$$

其中 $j = (n+2)(n-1)/2 + (n-m+1)$ 表示系统状态 $\{(n,m)\}$。综合以上分析,可得到在成本函数 (6.43) 下非准时患者的预约调度模型:

$$\min_{\theta(i)} \sum_{j=2}^S C_j^1 \lim_{t \to \infty} L1_j(t) + \sum_{j=2}^S C_j^2 [\lim_{t \to \infty} L1_j(t) - L1_j(T)] \quad (6.44)$$

$$\text{s.t.} \quad \theta(i) \geq 0 \quad i = 2,3,\cdots,N \quad (6.45)$$

$$\sum_{i=2}^N \frac{1}{\theta(i)} = T \quad (6.46)$$

当考虑第二种等待时间处理方式时,患者只有在其预计服务开始时间之后仍在队列中等待接受服务时,才会产生等待时间成本,即若患者 i 在其预计服务开始时间 $a(i)$ 之前到达,则从该时刻起直至 $a(i)$ 均不会产生患者等待时间成本。下面计算在这种处理方式下的系统总成本。

根据假设,当 $t \in [a(1), a(2)]$ 时,无论系统处于何种状态均不会产生患者等待成本;若 $t \in (a(2), a(3)]$,对于系统状态 $\{(n,m): n = 0,1,2,\cdots,N; m = 0,1,\cdots,n\}$,当 $n > 1$ 时有 $C_{n,n} = c_w$ 否则 $C_{n,m} = 0$。递归地,当 $t \in (a(k), a(k+1)]$ 时,即第 k 个患者和第 $k+1$ 个患者预计到达时间间隔内,若系统状态为 $\{(n,m)\}$,则系统内的患者等待时间成本为:

$$C_{n,m}(a(k)) = \begin{cases} (m-1)c_w, & 1 < n < k, m > 1 \\ (k-1-(n-m))c_w, & n \geq k, n-k+1 < m \leq n \\ 0, & \text{otherwise} \end{cases}$$
$$(6.47)$$

当 $t > T$ 时,所有到达患者均会产生等待时间成本,此时患者的等待时间成本与医生加班成本和第一种患者等待时间成本处理方式下的结果相同。结合前述分析,可得到在第二种成本处理方式下的系统期望总成本函数：

$$C = \sum_{k=2}^{N}\sum_{j=2}^{S} C_j(a(k))(L1_j(a(k+1)) - L1_j(a(k))) + \\ \sum_{j=2}^{S}(c_O + C_j^1)(\lim_{t\to\infty}L1_j(t) - L1_j(T)) \quad (6.48)$$

其中，当系统状态为 $\{(n,m)\}$ 时，有 $j = (n+2)(n-1)/2 + (n-m+1)$，$C_j^1$ 与第一种成本处理方式下的结果一致。同样可得在成本函数（6.48）下考虑患者不守时的预约调度优化模型：

$$\min_{\theta(i)} \sum_{k=2}^{N}\sum_{j=2}^{S} C_j(a(k))(L1_j(a(k+1)) - L1_j(a(k))) + \\ \sum_{j=2}^{S}(c_O + C_j^1)(\lim_{t\to\infty}L1_j(t) - L1_j(T)) \quad (6.49)$$

$$\text{s.t.} \quad \theta(i) \geq 0 \quad i = 2,3,\cdots,N \quad (6.50)$$

$$\sum_{i=2}^{N}\frac{1}{\theta(i)} = T \quad (6.51)$$

6.3.2 非指数分布到达时间间隔的模型

6.3.2.1 系统状态分析

前面的分析中均假设患者到达时间间隔服从均值为 $x(i)$ 的指数分布，下面进一步考虑患者到达时间服从一般分布的情形，即此时患者不守时随机变量 $Z(i) > 0$（$i = 2,3,\cdots,N$）服从参数为1的任意随机分布。与前文符号规定一致，首先根据预约方案得到患者到达时间间隔 $x(i) = a(i) - a(i-1)$，假定患者实际到达系统的时间间隔 $X(i)$ 服从均值为 $x(i)$ 的随机分布，累积分布函数记为 $G_i(x) = P(X_i \leq x)$，其中 $1 \leq i \leq N-1$。进一步地，假设 $X(i)$ 为连续随机变量，分布密度函数为 $g_i(x)$。根据上述符号规定，第 i 个患者到达系统的时间 $A(i)$ 满足：

$$A(i) = X(2) + \cdots + X(i), i = 2,\cdots,N \quad (6.52)$$

令 $F_i(x) = P(A(i) \leq x)$，由假设，第一个患者在 $t=0$ 时刻准时到达系统，有 $F_1(x) = 1$；令 $A(N+1) = \infty$，则 $F_{N+1}(x) = 0$；对 $2 \leq i \leq N$，有：

$$F_i(x) = G_2 * \cdots * G_i(x) \quad (6.53)$$

其中 * 表示卷积运算。令 f_i 表示 $A(i)$ 的分布密度函数，则：

$$f_i(x) = g_2 * g_3 * \cdots * g_i(x), \quad 2 \leq i \leq N \tag{6.54}$$

第一个患者准时到达,根据式(6.54),当 $2 \leq k \leq N$ 时第 k 个患者在 $(t, t + \mathrm{d}t)$ 内到达系统的概率为 $f_k(t)\mathrm{d}t$。

令 $Na(t)$ 表示 $(0, t]$ 时间段内到达系统的患者数量,注意到,与前文不同的是,此时 $Na(t)$ 不包含 $t=0$ 的点,即不包含在 $t=0$ 时刻准时到达系统的第一个患者,因此边界条件 $Na(0) = 0$,当 $t > 0$ 时,有:

$$Na(t) = \max\{k \geq 0 : A(k) \leq t\}, \quad t > 0 \tag{6.55}$$

因此,

$$\{Na(t) \geq k\} = \{A(k) \leq t\} \tag{6.56}$$

$$\boldsymbol{P}\{Na(t) \geq k\} = \boldsymbol{P}\{A(k) \leq t\} = F_k(t) \tag{6.57}$$

从而,

$$\boldsymbol{P}\{Na(t) = k\} = F_k(t) - F_{k+1}(t), \quad 1 \leq k \leq N \tag{6.58}$$

$$E(Na(t)) = \sum_{k=2}^{N} F_k(t) \tag{6.59}$$

与前文类似,令 $Ne(t)$ 和 $Nl(t)$ 分别表示 $(0, t]$ 时间段内提前到达和迟到的患者数量,由于 $X(i), i = 2, 3, \cdots, N$ 为连续随机变量,除第一个患者外其他患者均为非准时到达患者。因此有:

$$Ne(t) + Nl(t) = Na(t) \tag{6.60}$$

令 $N(t)$ 表示时间段 $(0, t]$ 内安排的患者数量,因此当 $k \geq 0$ 时,对于任意的 $t \in [a(k), a(k+1))$ 有 $N(t) = k$,令患者 k 的到达时间为 t,若 $k \leq N(t)$ 表示该患者为迟到患者,若 $k > N(t)$ 表示该患者为提前到达患者。因此对 $N(t) > 0$ 有

$$E(Ne(t)) = \int_0^t \sum_{k=N(u)+1}^{N} f_k(u)\mathrm{d}u = \sum_{k=2}^{N(t)} F_k(a(k)) + \sum_{k=N(t)+1}^{N} F_k(t) \tag{6.61}$$

$$E(Nl(t)) = E(Na(t)) - E(Ne(t)) = \sum_{k=2}^{N(t)} (F_k(t) - F_k(a(k))) \tag{6.62}$$

6.3.2.2 成本计算

令 $M(t)$ 表示在 t 时刻系统中的患者数量,对 $1 \leq n \leq N$,定义 $M_n = \lim_{t \to A(n)^-} M(t)$,则 $M_1 = 0$,$\lim_{t \to A(n)^+} M(t) = M_n + 1$。假设各个患者服务时间相互

独立且服从参数为 μ 的指数分布，则有：

$$P(M_{n+1} = j \mid M_n = i) = \int_0^\infty e^{-\mu x} \frac{(\mu x)^{i+1-j}}{(i+1-j)!} g_{n+1}(x) \mathrm{d}x \quad (6.63)$$

定义 $a_n(i+1-j) := P(M_{n+1} = j \mid M_n = i)$，$1 \leqslant n \leqslant N-1$，$0 < j \leqslant i+1$，并令：

$$b_n(i) := P(M_{n+1} = 0 \mid M_n = i) = 1 - \sum_{j=0}^{i} a_n(j) \quad (6.64)$$

记 $\boldsymbol{P}_n$ 为如下 $N \times N$ 矩阵：

$$\boldsymbol{P}_n = \begin{bmatrix} b_n(0) & a_n(0) & 0 & 0 & \cdots & 0 \\ b_n(1) & a_n(1) & a_n(0) & 0 & \cdots & 0 \\ b_n(2) & a_n(2) & a_n(1) & a_n(0) & \cdots & 0 \\ \vdots & \vdots & \vdots & \vdots & \cdots & a_n(0) \\ b_n(N-1) & a_n(N-1) & a_n(N-2) & a_n(N-3) & \cdots & a_n(1) \end{bmatrix}$$

(6.65)

根据式（6.65）得到第 i 个患者（$2 \leqslant i \leqslant N$）的期望等待时间为：

$$w_i = e \left[\prod_{j=1}^{i-1} P_j \right] b \quad (6.66)$$

其中 $e = [1, 0, 0, \cdots, 0]$，$b = [1, 2, \cdots, N]'$，显然 $w_1 = 0$。

下面计算医生期望加班时间。定义：

$$p_n(i, j, t) := P(M(T) = j \mid X(t) = i, A_n = t), 0 \leqslant t \leqslant T, 0 \leqslant j \leqslant i \leqslant n+1, 1 \leqslant n \leqslant N$$

(6.67)

$$a_i(t) = e^{-\mu t} \frac{(\mu t)^i}{i!}, \quad b_i(t) = 1 - \sum_{j=1}^{i-1} a_i(t) \quad (6.68)$$

根据上述定义，可得到：

$$\boldsymbol{p}_N(i, j, t) = a_{i-j}(T - t), 0 \leqslant t \leqslant T, 0 < j \leqslant i \leqslant N \quad (6.69)$$

$$\boldsymbol{p}_N(i, 0, t) = b_i(T - t) \quad (6.70)$$

当 $0 \leqslant n \leqslant N-1$，通过递归有：

$$\boldsymbol{p}_n(i, j, t) = \int_0^{T-t} g_{n+1}(u) \left[\sum_{k=j-1}^{i} a_{i-k}(u) p_{n+1}(k+1, j, T-t-u) \right] \mathrm{d}u +$$
$$(1 - G_{n+1}(T-t)) a_{i-j}(T-t), i \geqslant j > 1$$

(6.71)

$$\boldsymbol{p}_n(i, 1, t) = \int_0^{T-t} g_{n+1}(u) \left[\sum_{k=1}^{i} a_{i-k}(u) p_{n+1}(k+1, 1, T-t-u) + \right.$$

$$b_i p_{n+1}(1,1,T-t-u)\bigg]du +$$

$$(1-G_{n+1}(T-t))a_{i-1}(T-t), \quad i \geq 1 \quad (6.72)$$

$$\boldsymbol{p}_n(i,0,t) = \int_0^{T-t} g_{n+1}(u)\bigg[\sum_{k=1}^{i} a_{i-k}(u)p_{n+1}(k+1,1,T-t-u) +$$

$$b_i p_{n+1}(1,1,T-t-u)\bigg]du +$$

$$(1-G_{n+1}(T-t))b_i(T-t), \quad i \geq 0 \quad (6.73)$$

令 $p_j = \boldsymbol{P}(M(T)=j)$，$1 \leq j \leq N$，根据 $\boldsymbol{p}_n(i,j,t)$ 的定义，有：

$$p_j = p_0(1,j,0) \quad (6.74)$$

医生期望加班时间为：

$$OT = \frac{1}{\mu}\sum_{j=1}^{N} j p_j \quad (6.75)$$

综上，可得到不守时患者的到达时间间隔服从一般分布的预约调度优化模型：

$$\min_{x(i)} c_w \sum_{i=1}^{N} w_i + c_o OT \quad (6.76)$$

$$\text{s.t.} \sum_{i=1}^{N} x(i) = T \quad (6.77)$$

$$x(i) \geq 0, i = 1,2,\cdots,N \quad (6.78)$$

6.3.3 患者准时到达下的预约调度方案

为更好地说明模型结果，下面给出患者准时到达系统的预约调度方案。患者准时到达系统意味着患者到达的时间与其预计服务开始时间相同，若假设患者服务时间服从指数分布，则问题描述与 Stein 和 Côté (1994)[159] 类似，不同之处在于 Stein 和 Côté (1994)[159] 没有考虑医生加班成本，而仅对患者等待时间进行了计算。符号规定与患者不守时情况下的一致，并引入一个服务时间为零的虚拟患者 $N+1$ 并令其到达时间为 T，则该患者的等待时间即为医生超时工作时间。

令 n_i 表示在患者 i 到达前系统中的患者数量，由于患者均为准时到达，因此有 $n_{i+1} = n_i + 1 - k_i$，其中 k_i 表示第 i 个患者和第 $i+1$ 个患者到达时间间隔内服务完成的患者数量，根据假设，有 $n_1 = 0$。患者到达时间间隔为 $x(i)$，患者服务时间服从指数分布，因此 $\{n_i\}$ 为非平稳转移概率的马尔可夫链。根据 Stein 和 Côté（1994）[159]，可给出患者准时到达假设下 $\{n_i\}$ 的状态转移矩阵如下：

$$\boldsymbol{P}_{\text{pun}}(x(i)) = \begin{bmatrix} r_0 & p_0 & 0 & 0 & \cdots & 0 & 0 \\ r_1 & p_1 & p_0 & 0 & \cdots & 0 & 0 \\ r_2 & p_2 & p_1 & p_0 & \cdots & 0 & 0 \\ \vdots & \vdots & \vdots & \vdots & & \vdots & \vdots \\ r_{N-1} & p_{N-1} & p_{N-2} & p_{N-3} & \cdots & p_0 & 0 \\ r_N & p_N & p_{N-1} & p_{N-2} & \cdots & p_1 & p_0 \\ 0 & 0 & 0 & 0 & \cdots & 0 & 1 \end{bmatrix} \quad (6.79)$$

其中下标 pun 表示患者为准时到达的（punctual），p_j 与 r_j 的定义与 Stein 和 Côté（1994）[159]一致。

$$p_j = \frac{e^{-\mu x_i}(\mu x(j))^j}{j!}$$

$$r_j = 1 - \sum_{k=0}^{j} p_k$$

$\boldsymbol{P}_{\text{pun}}(x(n))$ 表示系统状态从 n_i 转移至 n_{i+1} 的概率，$i = 1,2,\cdots,N$。与 Stein 和 Côté（1994）[159]相同，$\boldsymbol{P}_{\text{pun}}(x(i))$ 的最后一行可任意给出。系统中所有患者的期望等待时间分别为：

$$\begin{aligned} w_1 &= 0 \\ w_2 &= \boldsymbol{e}_0 \boldsymbol{P}(x(1))\boldsymbol{\xi} \\ w_3 &= \boldsymbol{e}_0 \boldsymbol{P}(x(1))\boldsymbol{P}(x(2))\boldsymbol{\xi} \\ &\vdots \\ w_{N+1} &= \boldsymbol{e}_0 \left[\prod_{i=1}^{N} \boldsymbol{P}(x(i))\right]\boldsymbol{\xi} \end{aligned} \quad (6.80)$$

在式（6.80）中，$\boldsymbol{e}_0 \in R^{1\times(N+2)}$ 表示第一个元素为 1，其余元素均为 0 的向量，向量 $\boldsymbol{\xi} = (0,1,2,\cdots,N+1)'$，$w_{N+1}$ 表示虚拟患者 $N+1$ 的等待时间，即医生加班时间，由此可得到患者准时到达时的预约调度模型：

$$\min_{x(i)} C_{\text{pun}} = c_w \sum_{i=1}^{N} w_i + c_o w_{N+1} \quad (6.81)$$

$$\text{s.t.} \quad \sum_{i=1}^{N} x(i) = T \qquad (6.82)$$

$$x(i) \geqslant 0, i = 1, 2, \cdots, N \qquad (6.83)$$

6.4 数值算例

假设患者服务时间为独立同分布随机变量，若存在患者不守时现象，则患者不守时变量服从指数分布。本内容将通过数值算例对以下几种预约调度方案进行比较分析：

①患者准时到达。

1.a 预约方案由优化模型（6.81）~（6.83）给出；

1.b 分配给各个患者的服务时间等于其服务时间的均值。

②患者不准时，采用第一种成本计算方式。

2.a 预约方案由优化模型（6.44）~（6.46）给出；

2.b 分配给各个患者的服务时间等于其服务时间的均值。

③患者不准时，采用第二种成本计算方式。

3.a 预约方案由优化模型（6.49）~（6.51）给出；

3.b 分配给各个患者的服务时间等于其服务时间的均值。

令 $r=20$，$c_w=3$，$c_o=7$，$\mu=0.5$，$T=10$，根据前面的分析，若给定患者数量，则最小化系统期望成本与最大化系统期望利润等价。首先比较患者数量不同时，参数变化对上述三种情况下的系统期望利润的影响。表 6.1 对比了不同患者数量、不同单位收益下的系统期望利润。根据表 6.1 可以发现，求解患者预约调度模型获得的调度方案与等服务时长的方案相比，可提高系统的期望收益。随着患者数量的增大，系统期望利润呈现先增加后减小的趋势。这是因为服务患者数量的增加在提高系统收益的同时，也会增加患者等待时间和医生加班时间，当患者达到一定数量后增加患者数量带来系统成本的增加高于服务这些患者带来的收益，因此期望利润逐渐减少。从表 6.1 中还可发现，随着单位收益 r 的增大，系统最优服务患者数量增多。给定参数，患者准时到达时的患者最优数量和相应的系统期望利润最大，患者不准时且采用第二种成本计算方式得到的患者最优数量及系统期望利润次之，采用第一种成本计算方式获得的结果最少。这是因为第一种患者等待时间成本计算方式下患者的等待时间成本最大，在患者数量相同的情况下，第一种成本计算方式获得的期望利润必然小于第二种成本计算方式。同样地，由于第一种等待时间成本计算方式下患者等待时间成本在患者到达系统时就会产生，为防止患者过早到达系统而带来的患者等待时间增多，决策者会减少患者数量，提高患者预约时间间隔，从而抵消一部分患者等待时间成本。

表6.1 单位收益对系统期望利润的影响

①患者准时到达									
方案	1.a	1.b	1.a	1.b	1.a	1.b	1.a	1.b	
N	$r=10$		$r=15$		$r=20$		$r=25$		
4	31.017 5	30.876 1	51.017 5	50.876 1	71.017 5	70.876 1	91.017 5	90.876 1	
5	**32.978 6**	**32.585 1**	57.978 6	57.585 1	82.978 6	82.585 1	107.978 6	107.585 1	
6	32.351 9	31.003 6	62.351 9	**61.003 6**	92.351 9	91.003 6	122.351 9	121.003 6	
7	29.315 1	25.981 9	**64.315 1**	60.981 9	99.315 1	95.981 9	134.315 1	130.981 9	
8	23.671 5	17.494 7	63.671 5	57.494 7	103.671 5	**97.494 7**	143.671 5	137.494 7	
9	15.282 4	5.587 9	60.282 4	50.587 9	**105.282 4**	95.587 9	150.282 4	**140.587 9**	
10	4.204 6	−9.664 4	54.204 6	40.335 6	104.204 6	90.335 6	**154.204 6**	140.335 6	
②患者不准时，采用第一种成本计算方式									
方案	2.a	2.b	2.a	2.b	2.a	2.b	2.a	2.b	
N	$r=10$		$r=15$		$r=20$		$r=25$		
2	15.870 1	10.110 2	25.870 1	20.110 2	35.870 1	30.110 2	45.870 1	40.110 2	
3	**17.109**	**11.234 4**	32.109	26.234 4	47.109	41.234 4	62.109	56.234 4	
4	12.877 1	8.792 7	**32.877 1**	**28.792 7**	52.877 1	48.792 7	72.877 1	68.792 7	
5	3.098 5	1.238 3	28.098 5	26.238 3	**53.098 5**	**51.238 3**	78.098 5	76.238 3	
6	−11.411 7	−12.232	18.588 3	17.768	48.588 3	47.768	**78.588 3**	**77.768**	
7	−29.249 9	−32.040 4	5.750 1	2.959 6	40.750 1	37.959 6	75.750 1	72.959 6	

续表

方案	③患者不准时，采用第二种成本计算方式							
	3.a	3.b	3.a	3.b	3.a	3.b	3.a	3.b
N	$r=10$		$r=15$		$r=20$		$r=25$	
2	17.076 6	11.461 4	27.076 6	21.461 4	37.076 6	31.461 4	47.076 6	41.461 4
3	**20.212 3**	14.811 3	35.212 3	29.811 3	50.212 3	44.811 3	65.212 3	59.811 3
4	18.411 3	**15.157 9**	**38.411 3**	35.157 9	58.411 3	55.157 9	78.411 3	75.157 9
5	11.649 5	10.622 9	36.649 5	**35.622 9**	**61.649 5**	**60.622 9**	86.649 5	85.622 9
6	0.865 7	0.120 3	30.865 7	30.120 3	60.865 7	60.120 3	90.865 7	**90.120 3**
7	−12.840 4	−16.953 3	22.159 6	18.046 7	57.159 6	53.046 7	**92.159 6**	88.046 7
8	−31.601 8	−40.866 6	8.398 2	−0.866 6	48.398 2	39.133 4	88.398 2	79.133 4

表 6.2~表 6.4 分别给出了患者等待时间成本、医生加班成本和服务率的变化对系统期望成本的影响。由表中可发现，当患者数量固定时，系统期望利润关于患者等待成本、医生加班成本递减，关于系统服务率递增，这也与直观判断相一致。同样地，给定预约方案，患者最优数量关于患者等待成本和医生加班成本递减，关于系统服务率递增。与表 6.1 类似，若固定其他参数变量不变，则系统期望利润随着患者数量的增加同样呈现先增加后减少的趋势。此外，给定外部参数，患者准时到达时的患者最优数量最大，患者不准时且采用第二种成本计算方式得到的患者最优数量次之，采用第一种成本计算方式获得的患者最优数量最少。这是因为当患者存在不准时行为时，为避免患者提前到达或迟到对系统带来的额外成本，决策者会相应地减少患者数量，以抵消患者不守时行为对系统的影响；而第一种成本计算方式中，患者进入系统时若不能立即接受服务，便会产生患者等待成本，与第二种成本计算方式相比，在相同条件下，患者等待时间成本更高，决策者通过减少预约患者数量来降低患者等待时间。

表 6.2 患者等待成本对系统期望利润的影响

①患者准时到达									
方案	1.a	1.b	1.a	1.b	1.a	1.b	1.a	1.b
N	$c_w=3$		$c_w=5$		$c_w=7$		$c_w=9$	
4	71.017 5	70.876 1	68.419 3	68.143 5	66.140 7	65.410 8	64.062	62.678 2
5	82.978 6	82.585 1	78.025 9	76.731 1	73.656 7	**70.877 2**	**69.564 9**	**65.023 2**
6	92.351 9	91.003 6	84.206 2	**80.421 8**	**76.330 7**	69.839 9	68.570 6	59.258 1
7	99.315 1	95.981 9	**86.219 5**	78.863	73.512 3	61.744 1	60.938	44.625 1
8	103.671 5	**97.494 7**	84.215 1	71.896 8	64.968	46.298 9	45.813 1	20.701
9	**105.282 4**	95.587 9	77.841 5	59.494 2	50.548 1	23.400 4	23.310 8	−12.693
10	104.204 6	90.335 6	66.890 7	41.694 6	29.777	−6.946 3	−7.264	−55.587
②患者不准时，采用第一种成本计算方式									
方案	2.a	2.b	2.a	2.b	2.a	2.b	2.a	2.b
N	$c_w=3$		$c_w=5$		$c_w=7$		$c_w=9$	
2	35.870 1	30.110 2	33.924 4	28.967 3	32.104 5	27.824 5	30.376 2	26.681 6
3	47.109	41.234 4	41.412 2	37.320 3	**36.171 9**	**33.406 3**	**31.264 6**	**29.492 2**
4	52.877 1	48.792 7	**41.843 1**	**40.043**	31.900 9	31.293 4	22.751 6	22.543 8
5	**53.098 5**	**51.238 3**	35.645 6	35.144 6	20.306 6	19.050 8	6.459	2.957 1
6	48.588 3	47.768	24.350 5	21.401 7	1.865 9	−4.964 7	−20.457 4	−31.331
③患者不准时，采用第二种成本计算方式									
方案	3.a	3.b	3.a	3.b	3.a	3.b	3.a	3.b
N	$c_w=3$		$c_w=5$		$c_w=7$		$c_w=9$	
2	37.076 6	31.461 4	36.05	31.219 3	35.172 4	30.977 3	34.396 5	30.735 2
3	50.212 3	44.811 3	46.947 7	43.281 8	44.195 8	41.752 3	41.786 5	40.222 8
4	58.411 3	55.157 9	**51.840 1**	50.651 7	**46.435 3**	**46.145 6**	41.787 3	41.639 4
5	**61.649 5**	**60.622 9**	51.186 5	**50.785 6**	42.823 9	40.948 2	35.726	31.110 8
6	60.865 7	60.120 3	46.359 9	41.988 8	33.101	23.857 2	20.075 4	5.725 7

表 6.3 医生加班成本对系统期望利润的影响

方案	①患者准时到达							
	1.a	1.b	1.a	1.b	1.a	1.b	1.a	1.b
N	$c_o=3$		$c_o=5$		$c_o=7$		$c_o=9$	
6	101.28	98.502 2	96.722 3	94.753 2	92.352 2	91.003 6	88.272	87.25
7	111.50	106.462	105.280 1	101.221	99.315	95.981 9	93.520 9	**90.74**
8	119.27	111.271	111.400 4	**104.383**	103.671	**97.494 7**	**96.047**	90.60
9	124.52	**112.886**	114.848	104.237	**105.282**	95.587 9	95.866	86.93
10	**127.04**	111.309	**115.557**	100.822	104.204	90.335 6	92.957	79.84

方案	②患者不准时，采用第一种成本计算方式							
	2.a	2.b	2.a	2.b	2.a	2.b	2.a	2.b
N	$c_o=3$		$c_o=5$		$c_o=7$		$c_o=9$	
2	36.616 2	34.781 9	36.203 4	32.446 1	35.870 1	30.110 2	35.574 4	27.774 3
3	49.788	48.602 7	48.304 2	44.918 5	47.109	41.234 4	46.049 4	**37.550 3**
4	59.386 1	59.125 8	55.786 7	**53.959 2**	52.877 1	48.792 7	**50.290 6**	43.626 1
5	65.845 7	65.307 5	**58.802 8**	58.272 9	**53.098 5**	51.238 3	48.025 4	44.203 8
6	**69.371 1**	**66.443 7**	58.156 4	57.105 9	48.588 3	47.768	39.997 8	38.430 2
7	68.021 9	62.040 3	54.203 4	49.999 9	40.750 1	37.959 6	27.757 1	25.919 3

方案	③患者不准时，采用第二种成本计算方式							
	3.a	3.b	3.a	3.b	3.a	3.b	3.a	3.b
N	$c_o=3$		$c_o=5$		$c_o=7$		$c_o=9$	
4	65.615 1	65.491	61.638 7	60.324 4	58.411 3	55.157 9	55.567	49.991 3
5	75.360 4	74.692 1	67.893 8	67.657 5	**61.649 5**	**60.622 9**	56.123 6	**53.588 3**
6	82.757 2	**78.796**	**71.264**	**69.458 1**	60.865 7	60.120 3	51.601 6	50.782 4
7	**85.386 8**	77.127 4	71.005	65.087 1	57.159 6	53.046 7	43.643 7	41.006 4
8	83.285 4	69.277 8	65.681 8	54.205 6	48.398 2	39.133 6	31.590 5	24.061 2

表6.4 服务率对系统期望利润的影响

①患者准时到达									
方案	1.a	1.b	1.a	1.b	1.a	1.b	1.a	1.b
N	$\mu=0.3$		$\mu=0.4$		$\mu=0.5$		$\mu=0.6$	
5	65.175 6	63.921 7	73.648 2	73.056 6	82.978 6	82.585 1	85.731 7	85.393
6	68.803 4	**65.809 7**	79.496 4	77.553 6	92.351 9	91.003 6	95.585 7	94.972 3
7	**69.66**	64.275 8	82.568 5	**78.437 1**	99.315 1	95.981 9	102.649	101.060
8	67.667 2	59.456 6	**82.920 5**	75.833 6	103.671	**97.494 7**	107.287	**103.527**
9	62.777 7	51.448 3	80.481 2	69.868 5	**105.282**	95.587 9	**109.279**	102.364
10	54.963	40.313 7	75.185 8	60.644 4	104.204	90.335 6	108.554	97.635 8
②患者不准时,采用第一种成本计算方式									
方案	2.a	2.b	2.a	2.b	2.a	2.b	2.a	2.b
N	$\mu=0.3$		$\mu=0.4$		$\mu=0.5$		$\mu=0.6$	
2	**27.039 6**	**21.161 8**	33.264	27.356 6	35.870 1	30.110 2	37.140 6	31.537 8
3	23.122 4	18.726	**39.445 4**	33.981 1	47.109	41.234 4	51.113 9	45.108 4
4	8.154 5	6.790 4	37.729 3	**34.756 3**	52.877 1	48.792 7	61.280 6	56.548 7
5	−14.663	−15.839	29.05	28.160 8	**53.098 5**	**51.238 3**	67.252	64.444 2
6	−43.941	−49.424	15.434 8	13.579 9	48.588 3	47.768	**69.146 2**	**67.959 6**
7	−82.658	−93.927	−3.283 9	−9.201 9	40.750 1	37.959 6	67.668 2	66.557 7
③患者不准时,采用第二种成本计算方式									
方案	3.a	3.b	3.a	3.b	3.a	3.b	3.a	3.b
N	$\mu=0.3$		$\mu=0.4$		$\mu=0.5$		$\mu=0.6$	
2	**28.612 1**	23.423	34.633 1	29.090 5	37.076 6	31.461 4	38.209 9	32.607 6
3	27.263 8	**24.174 9**	42.975 8	38.394 8	50.212 3	44.811 3	53.871 1	48.022 4
4	16.036 4	15.615 6	**44.140 8**	**42.296 6**	58.411 3	55.157 9	66.176 4	61.895 4
5	−1.523 6	−3.896 1	39.257 9	38.848 1	**61.649 5**	**60.622 9**	74.711 1	72.583 3

续表

方案	3.a	3.b	3.a	3.b	3.a	3.b	3.a	3.b
N	$\mu=0.3$		$\mu=0.4$		$\mu=0.5$		$\mu=0.6$	
6	−26.312	−34.7804	30.425	27.1668	60.8657	60.1203	79.6523	79.0082
7	−60.410	−76.9827	15.5798	6.9328	57.1596	53.0467	**81.7636**	**80.4292**
8	−103.95	−130.291	−5.86	−21.876	48.3982	39.1334	81.3261	76.3883

再来比较不同情况下预约方案的差异。同样假设患者不准时程度服从均值为 $x(i)$ 的指数分布，$x(i)$ 表示分配给患者 i 的服务时间。由于 1.b、2.b、3.b 的预约方案均为以患者服务时间均值作为到达时间间隔，此处不再考虑。令 $r=20$，$c_w=3$，$c_o=7$，$\mu=0.5$，$T=10$，$n=5$，图 6.2、图 6.3 分别给出了患者准时到达和不准时到达情况下分配给各个患者的服务时间和患者预计到达时间，从图中可以发现，当患者存在不准时行为时，前 4 个患者分配的服务时间低于患者准时到达的结果，而给最后一个患者预留较长的服务时间，且要求存在不准时行为的患者早于准时患者到达系统，从而减少患者不准时行为对系统的影响。对比患者存在不准时行为时两种成本计算方式下的结果可发现，若患者的等待时间成本在患者进入系统时就产生，给患者分配的预约时间要早于第二种成本处理方式下的患者预计到达时间。

图 6.4、图 6.5 给出了参数变化对预约方案的影响。从图 6.4 可以发现，随着医生加班成本的增加，分配给最后一个患者的服务时间也随之增大，而分配给其他患者的服务时间减少；医生加班成本较大时，患者预计服务开始时间早于医生加班成本较低的情况。这样做可以使患者更早地到达系统，减少医生空闲时间，并降低最后一个患者到达系统过迟的概率，从而减少医生加班时间。根据图 6.5，随着患者等待成本的增加，分配给前 4 个患者的服务时间增加，相应地减少了分配给最后一个患者的服务时间，即当等待成本较高时安排给患者一个较晚的服务开始时间，降低患者在前序患者完成服务前到达系统的概率。

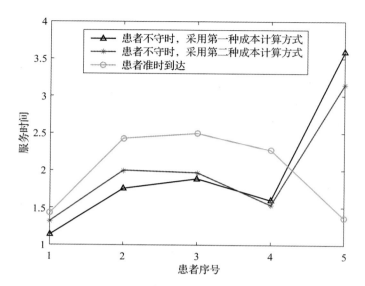

图 6.2　分配给患者的服务时间

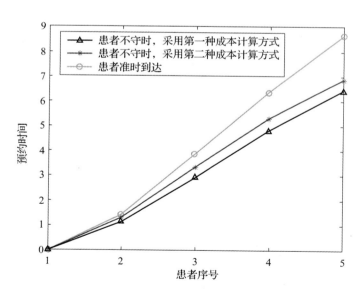

图 6.3　患者预计服务开始时间

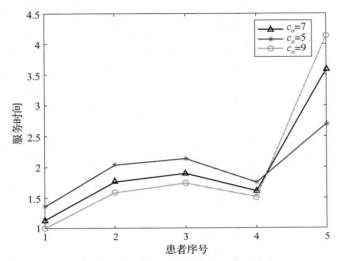

图 6.4　加班成本对患者服务时间的影响

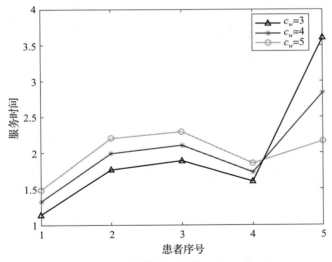

图 6.5　等待时间成本对患者服务时间的影响

最后分析给定患者预约调度方案后患者的行为特征。令 $r=10$，$c_w=4$，$c_o=7$，$\mu=2$，$T=8$，此时求解系统期望利润可得到在该参数组合下患者最优数量为 $N=15$。图 6.6 给出了系统中提前到达患者、迟到患者和所有非准时到达患者数量随时间变化的曲线。从图中可以发现，患者往往倾向于早于预计服务开始时间到达,这也与现有文献中收集的统计数据相一致。直觉上,当患者更倾向于提前到达时,会安排给患者一个较晚的到达时间,以消除患者提前到达带来的等待时间;但图6.2和图6.3的结果表明,若患者存在不准时行为,则会给其安排更早的预计服务开始时间,即要求患者更早到达系统。出现这一现象的原因在于,尽管患者更倾向于提前到达系统,但对于系统来说,患者提前到达带来的影响小于患者迟到带来的影响。以第二个患者为例,假定其预约时间即预计服务开始时间为t,若其提前到达,则该患者到达系统的时间区间$(0,t)$,而若该患者晚于预计时间到达,则其到达服务系统的时间区间为(t,∞),因此若该患者提前到达,则其期望到达时间为:

$$E(X \mid X < t) = \frac{e-2}{e-1}t \tag{6.84}$$

而若该患者晚于预约时间到达系统,则其期望到达时间为:

$$E(X \mid X > t) = 2t \tag{6.85}$$

比较式(6.84)和式(6.85)可发现,患者迟到比提前到达对系统带来的影响更大,因此尽管患者更倾向于提前到达系统,决策者仍会给其安排一个较早的预约时间以降低患者不准时行为对系统整体带来的影响。

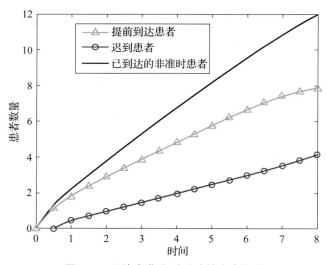

图6.6 系统中非准时到达的患者数量

6.5　本章小结

本章考虑了患者提前或晚于其预计服务开始时间到达系统的情况，给出患者不准时变量的递推公式，指出当相邻患者预约时间间隔或患者不准时程度不同时，患者的不准时行为呈现异质性。假设患者服务时间服从指数分布，将系统状态变化表示为连续时间的马尔可夫链，在此基础上分析患者等待时间和医生加班时间，建立优化模型设计了不准时程度不同的患者预约调度方案。与准时患者的预约调度方案相比，若患者存在不准时行为，则系统会为其安排较早的预约时间，即要求不准时患者早于准时患者到达系统。数值算例表明，在给定预约方案后，不准时患者更倾向于提前到达系统。

本章患者实际到达时间与预计服务时间不同的假设，在医疗服务中常常发生。在实际中，不准时患者往往更倾向于提前到达系统，患者提前到达会减少医生空闲时间，提高医疗资源使用率，但同时也会带来患者等待时间的延长并造成候诊室的拥堵，从而降低患者满意度；而若患者迟到，会造成其服务开始时间晚于预约时间，最终造成其他患者的等待时间和医生加班时间的增多。在管理应用中，决策者可通过控制预约患者数量、调整预约时间间隔，降低因患者不准时行为对预约系统带来的成本；也可充分利用患者具有提前到达倾向的特点，对迟到患者采取一定的干预措施。比如：若患者未在规定的预约时间到达系统，医生可以选择先服务顺序在该患者之后但早于该患者到达的患者，迟到患者到达系统后需重新排队接受服务，既缓解候诊室的拥堵，也可逐渐减少患者迟到现象。

第7章 结论与展望

7.1 结论

门诊作为医院服务的第一道窗口,其服务效率直接影响后续部门甚至整个医院的服务质量。良好、高效的门诊预约系统可减少患者等待时间,缓解门诊拥堵,提高医护人员的工作效率和医疗设备的使用率。而患者服务时间、行为特征等的差异会增加预约调度的不确定性,为此,本书研究了异质患者的门诊预约调度问题,设计了动态预约策略和患者调度方案,具体研究成果如下:

①在患者服务时间确定的假设下,针对患者服务时间的差异以及患者取消预约和爽约的行为特征,在对患者预约流程进行梳理的基础上通过马尔可夫决策过程建立动态规划模型,研究了患者动态到达的门诊预约策略。考虑到动态规划模型的状态空间过于庞大,将模型进行近似简化,并设计了启发式算法对模型进行求解,结果显示启发式算法获得的预约策略明显优于传统的先到先服务策略,且与动态规划获得的预约策略差距较小,说明了算法的有效性;而启发式算法极大地降低了状态空间的维度,因此可以在节省计算时间的同时保证计算效率。进一步地,分析了参数变动对启发式预约策略的影响,给出了各类患者在预约周期各个阶段的最大预约容量。当某类患者爽约率、爽约成本或取消预约的成本较高时,系统会减少对该类患者分配的预约容量,而为其他患者预留更多的容量;当患者单位收益增加时,会为其预留更多的预约容量。

②以服务时间不同的异质患者为研究对象,结合患者爽约的行为特

征，以最小化患者等待时间成本、医生加班和空闲时间成本为目标，设计了异质患者的序贯调度方案。首先在给定患者集合的情况下，建立混合整数规划模型，分别求解了不存在患者爽约行为以及存在患者爽约行为时允许患者超订的患者调度准则；在此基础上，考虑患者动态到达的情况，当患者到达时决定是否接受该患者预约请求，同时为接受预约的患者安排预约时间，实现门诊预约的在线、实时调度。此外，考虑不同类型患者所需服务时间差别较大的情况，对患者进行分块、分时段调度，数值结果显示，该方案可有效地减少医生空闲时间和加班时间，从而降低系统运营成本。

③将模型扩展至患者服务时间随机的情况，研究了单服务台的随机预约调度问题，考虑患者服务时间服从不同的分布函数，建立随机混合整数规划模型，对患者的预约调度方案和服务顺序进行优化。首先在给定服务顺序的情况下，引入库存理论相关方法，将两个患者的预约系统与经典报童模型等价，给出最优预约方案满足的一阶条件。进一步地，基于两个患者的预约调度方案，设计启发式算法求解了多个患者预约系统的最优预约调度方案，并通过调整患者等待时间成本系数对算法进行修正。在此基础上，对患者的排序方案进行优化，确定各个患者的服务开始时间。数值结果表明，当患者服务时间为独立同分布的随机变量时，分配给患者的服务时间呈现先增加后减少的穹顶形状，即给较早接受服务的患者和最后接受服务的患者分配较短的服务时间，而给服务顺序处于队列中间的患者分配较长的服务时间；当患者服务时间分布互不相同时，对比了启发式排序方法获得的结果与基于样本平均近似方法获得的结果，说明了启发式算法在计算效率和计算时间上都具有一定的优越性。

④考虑了患者提前或晚于其预计服务开始时间到达系统的情况，建立了基于随机过程的不守时患者预约调度优化模型。假设患者不守时程度随机，患者实际到达时间间隔是以预约时间间隔为均值的随机变量，将系统状态变化表示为连续时间的马尔可夫链，在此基础上分析患者等待时间和医生加班时间，以最小化系统成本为目标，设计了不准时行为不同的异质患者预约调度方案。结果表明，与准时患者的预约调度方案相比，系统会为不准时患者安排较早的预约时间，即要求患者早于准时患者到达系统；对于患者不准时程度服从患者到达时间间隔的指数分布的患者，在给定预

约方案后，患者更倾向于提前到达系统。

本书针对门诊预约中的关键问题，考虑患者服务时间和行为特征的异质性，运用收益管理、动态规划、马尔可夫决策、随机优化、随机过程等理论和方法，结合模型性质设计了启发式算法，对门诊预约策略和患者调度排程方案进行优化。所得结果可为医院分配患者预约号源、安排患者就诊时间和服务顺序、全面推行分时段就诊等提供理论依据，并有助于医院缓解门诊拥堵状况，提高患者满意度，提升医院整体服务水平。

7.2 研究展望

本书对异质患者的门诊预约调度问题进行了研究，提炼了门诊预约过程中的管理科学问题，基于不同的假设建立了相关模型并设计算法对模型进行求解，为医疗服务运作管理提供建议。然而，结合实际情况，当前研究仍存在一定的局限性，未来可以从以下几个方面开展进一步的研究：

①本书仅对提前预约患者的调度优化问题进行研究，根据我国医疗服务的现实背景，后续研究可将当天到达的紧急患者加以考虑，对存在急诊打断的门诊预约调度问题进行优化。

②本书研究对象为单服务台的预约系统，而现实中往往一个科室有多名医生，患者对不同医生、不同就诊时间具有不同的选择偏好。考虑到目前患者就医向大型医院集中、向专家号集中的普遍现象，结合我国推进分级诊疗的背景，如何根据患者的行为特征与选择偏好设计相应的门诊预约策略，合理控制号源，引导患者实现分级诊疗，以最大化患者效用的同时减少医疗资源的浪费，是需要重点关注的问题之一。

③本书假设患者服务时间为确定型变量或分布函数已知的随机变量，而在实际应用中很难得到患者服务时间分布的准确信息，后续研究可在当前大数据驱动高速发展的背景下，收集大量的患者就诊历史数据，挖掘数据中的有效信息，采用基于数据驱动的方法对门诊患者预约调度模型进行求解，获得患者最优预约调度方案。

④本书在对存在患者不准时行为的预约系统进行建模时，假设患者实际到达时间间隔为关于预约时间间隔的函数，而实际中患者的不准时行为

还会受到其他因素的影响,因此可考虑更一般的患者行为特征,研究患者不准时对患者预约调度方案的影响。

⑤本书在模型建立时对实际情况进行了一些简化假设,在考虑诸多因素的情况下,模型通常会变得极其复杂,所以如何在放宽模型假设的基础上快速得到近似最优解,也是今后的研究重点。

参 考 文 献

[1] 中华人民共和国国家卫生健康委员会. 2020年我国卫生健康事业发展统计公报 [R]. 北京：国家卫生健康委员会, 2021.

[2] National Center for Health Statistics. Health, United States, 2015: with special feature on racial and ethnic health disparities [R]. Hyattsville, MD: National Center for Health Statistics (US), 2016.

[3] 罗利, 石应康. 医疗服务资源调度优化理论、方法及应用 [M]. 北京：科学出版社, 2014.

[4] 杜少甫, 谢金贵, 刘作仪. 医疗运作管理：新兴研究热点及其进展 [J]. 管理科学学报, 2013, 16 (8): 1-19.

[5] 朱丹丹. 急诊患者扰动医疗服务重调度问题的研究 [D]. 天津：天津理工大学, 2020.

[6] 褚宏睿. 基于分布式鲁棒优化的医疗服务管理研究 [D]. 北京：北京理工大学, 2016.

[7] 中华人民共和国国家统计局. 中国统计年鉴2010 [M]. 北京：中国统计出版社, 2010.

[8] MAK H-Y, RONG Y, ZHANG J. Sequencing appointments for service systems using inventory approximations [J]. Manufacturing & Service Operations Management, 2014, 16 (2): 251-262.

[9] 阎崇钧. 门诊预约问题的建模和调度算法研究 [D]. 沈阳：东北大学, 2014.

[10] GUPTA D, DENTON B. Appointment scheduling in health care: Challenges and opportunities [J]. IIE Transactions, 2008, 40 (9): 800-819.

[11] ALIZADEH R, REZAEIAN J, ABEDI M, et al. A modified genetic

algorithm for non – emergency outpatient appointment scheduling with highly demanded medical services considering patient priorities [J]. Computers & Industrial Engineering, 2020, 139: 106.

[12] 封国生, 闫勇, 侯生才, 等. 完善预约挂号管理探索门诊服务创新 [J]. 医院院长论坛—首都医科大学学报: 社会科学版, 2011, 08 (5): 27 – 30.

[13] 姜贤飞, 谢娟. 门诊预约挂号难点与对策分析 [J]. 中国循证医学杂志, 2011, 11 (2): 234 – 236.

[14] DEFIFE J A, CONKLIN C Z, SMITH J M, et al. Psychotherapy appointment no – shows: rates and reasons [J]. Psychotherapy Theory Research Practice Training, 2010, 47 (3): 413 – 417.

[15] DREIHER J, FROIMOVICI M, BIBI Y, et al. Nonattendance in obstetrics and gynecology patients [J]. American Journal of Obstetrics & Gynecology, 2008, 188 (6): 1431.

[16] 梁峰, 王玉聪, 杨力萌, 等. 基于收益管理理论的门诊预约存量控制研究 [J]. 运筹与管理, 2020, 29 (03): 142 – 148.

[17] BAILEY N T. A study of queues and appointment systems in hospital out – patient departments, with special reference to waiting – times [J]. Journal of the Royal Statistical Society Series B (Methodological), 1952: 185 – 199.

[18] Lindley D V. The theory of queues with a single server [C]. //Mathematical Proceedings of the Cambridge Philosophical Society. Cambridge University Press, 1952, 48 (2): 277 – 289.

[19] CAYIRLI T, VERAL V. Outpatient scheduling in health care: A review of literature [J]. Production and Operations Management, 2003, 12 (4): 519 – 549.

[20] GUPTA D. Surgical suites' operations management [J]. Production and Operations Management, 2007, 16 (6): 689 – 700.

[21] ERDOGAN S A, DENTON B T. Surgery planning and scheduling [M] // COCHRAN J J, COX L A, KESKINOCAK P, et al. . Wiley Encyclopedia of Operations Research and Management Science. Hoboken, NJ: John

Wiley & Sons, 2011.

[22] AHMADI JAVID A, JALALI Z, KLASSEN K J. Outpatient appointment systems in healthcare: a review of optimization studies [J]. European Journal of Operational Research, 2017, 258 (1): 3 - 34.

[23] KIM S, GIACHETTI R E. A stochastic mathematical appointment overbooking model for healthcare providers to improve profits [J]. IEEE Transactions on Systems, Man, and Cybernetics - Part A: Systems and Humans, 2006, 36 (6): 1211 - 1219.

[24] DOBSON G, HASIJA S, PINKER E J. Reserving capacity for urgent patients in primary care [J]. Production and Operations Management, 2011, 20 (3): 456 - 473.

[25] ERDOGAN S A, DENTON B. Dynamic appointment scheduling of a stochastic server with uncertain demand [J]. INFORMS Journal on Computing, 2013, 25 (1): 116 - 132.

[26] KAANDORP G C, KOOLE G. Optimal outpatient appointment scheduling [J]. Health Care Management Science, 2007, 10 (3): 217 - 229.

[27] CHEN R R, ROBINSON L W. Sequencing and scheduling appointments with potential call - in patients [J]. Production and Operations Management, 2014, 23 (9): 1522 - 1538.

[28] SCHÜTZ H - J, KOLISCH R. Capacity allocation for demand of different customer - product - combinations with cancellations, no - shows, and overbooking when there is a sequential delivery of service [J]. Annals of Operations Research, 2013, 206 (1): 401 - 423.

[29] TALLURI K T, van RYZIN G J. The theory and practice of revenue management [M]. Springer Science & Business Media, 2006.

[30] SUBRAMANIAN J, STIDHAM S, LAUTENBACHER C J. Airline yield management with overbooking, cancellations, and no - shows [J]. Transportation Science, 1999, 33 (2): 147 - 167.

[31] LAGANGA L R, LAWRENCE S R. Clinic overbooking to improve patient access and increase provider productivity [J]. Decision Sciences, 2007, 38 (2): 251 - 276.

[32] MUTHURAMAN K, LAWLEY M. A stochastic overbooking model for outpatient clinical scheduling with no-shows [J]. IIE Transactions, 2008, 40 (9): 820-837.

[33] LIU N, ZIYA S, KULKARNI VG. Dynamic scheduling of outpatient appointments under patient no-shows and cancellations [J]. Manufacturing & Service Operations Management, 2010, 12 (2): 347-364.

[34] GERCHAK Y, GUPTA D, HENIG M. Reservation planning for elective surgery under uncertain demand for emergency surgery [J]. Management Science, 1996, 42 (3): 321-334.

[35] GUPTA D, WANG L. Revenue management for a primary-care clinic in the presence of patient choice [J]. Operations Research, 2008, 56 (3): 576-592.

[36] PATRICK J, PUTERMAN M L, QUEYRANNE M. Dynamic multipriority patient scheduling for a diagnostic resource [J]. Operations Research, 2008, 56 (6): 1507-1525.

[37] ERDELYI A, TOPALOGLU H. Computing protection level policies for dynamic capacity allocation problems by using stochastic approximation methods [J]. IIE Transactions, 2009, 41 (41): 498-510.

[38] SAURÉ A, PATRICK J, TYLDESLEY S, et al. Dynamic multi-appointment patient scheduling for radiation therapy [J]. European Journal of Operational Research, 2012, 223 (2): 573-584.

[39] CREEMERS S, BELIËN J, LAMBRECHT M. The optimal allocation of server time slots over different classes of patients [J]. European Journal of Operational Research, 2012, 219 (3): 508-521.

[40] NGUYEN T B T, SIVAKUMAR A I, GRAVES S C. A network flow approach for tactical resource planning in outpatient clinics [J]. Health Care Management Science, 2015, 18 (2): 124-136.

[41] QU X, RARDIN R L, WILLIAMS J A S. A mean-variance model to optimize the fixed versus open appointment percentages in open access scheduling systems [J]. Decision Support Systems, 2012, 53 (3): 554-564.

[42] QU X, PENG Y, KONG N, et al. A two-phase approach to scheduling multi-category outpatient appointments: a case study of a women's clinic [J]. Health Care Management Science, 2013, 16 (3): 197-216.

[43] BALASUBRAMANIAN H, BIEHL S, DAI L, et al. Dynamic allocation of same-day requests in multi-physician primary care practices in the presence of prescheduled appointments [J]. Health Care Management Science, 2014, 17 (1): 31-48.

[44] MAK H-Y, RONG Y, ZHANG J. Appointment scheduling with limited distributional information [J]. Management Science, 2015, 61 (2): 316-334.

[45] PATRICK J. A Markov decision model for determining optimal outpatient scheduling [J]. Health Care Management Science, 2012, 15 (2): 91-102.

[46] ZENG B, TURKCAN A, LIN J, et al. Clinic scheduling models with overbooking for patients with heterogeneous no-show probabilities [J]. Annals of Operations Research, 2010, 178 (1): 121-144.

[47] Zacharias C, Pinedo M. Appointment scheduling with no-shows and overbooking [J]. Production and Operations Management, 2014, 23 (5): 788-801.

[48] 张文思, 李金林, 褚宏睿, 等. 存在爽约行为的异质患者序列预约调度优化 [J]. 北京理工大学学报（社会科学版）, 2019, 21 (05): 88-100.

[49] KUIPER A, MAST J, MANDJES M. The problem of appointment scheduling in outpatient clinics: a multiple case study of clinical practice [J]. Omega, 2021, 98: 102-122.

[50] BEGEN M A, QUEYRANNE M. Appointment scheduling with discrete random durations [J]. Mathematics of Operations Research, 2011, 36 (2): 240-257.

[51] CASTRO E, PETROVIC S. Combined mathematical programming and heuristics for a radiotherapy pre-treatment scheduling problem [J]. Journal of Scheduling, 2012, 15 (3): 333-346.

[52] GE D, WAN G, WANG Z, et al. A note on appointment scheduling with piecewise linear cost functions [J]. Mathematics of Operations Research, 2014, 39 (4): 1244 –1251.

[53] KUIPER A, KEMPER B, MANDJES M. A computational approach to optimized appointment scheduling [J]. Queueing Systems, 2014, 79 (1): 5 –36.

[54] WANG P P. Static and dynamic scheduling of customer arrivals to a single – server system [J]. Naval Research Logistics, 1993, 40 (3): 345 –360.

[55] ROBINSON L W, CHEN R R. Scheduling doctors' appointments: optimal and empirically – based heuristic policies [J]. IIE Transactions, 2003, 35 (3): 295 –307.

[56] DENTON B, GUPTA D. A sequential bounding approach for optimal appointment scheduling [J]. IIE Transactions, 2003, 35 (11): 1003 –1016.

[57] KUIPER A, MANDJES M. Appointment scheduling in tandem – type service systems [J]. Omega, 2015, 57: 145 –156.

[58] KLASSEN K J, YOOGALINGAM R. Improving performance in outpatient appointment services with a simulation optimization approach [J]. Production & Operations Management, 2009, 18 (4): 447 –458.

[59] ERDOGAN S A, GOSE A, DENTON B T. Online appointment sequencing and scheduling [J]. IIE Transactions, 2015, 47 (11): 1267 –1286.

[60] MANCILLA C, STORER R. A sample average approximation approach to stochastic appointment sequencing and scheduling [J]. IIE Transactions, 2012, 44 (8): 655 –670.

[61] BERG B P, DENTON B T, AYCA ERDOGAN S, et al. Optimal booking and scheduling in outpatient procedure centers [J]. Computers & Operations Research, 2014, 50: 24 –37.

[62] KEMPER B, KLAASSEN C A J, MANDJES M. Optimized appointment scheduling [J]. European Journal of Operational Research, 2014, 239 (1): 243 –255.

[63] LAGANGA L R, LAWRENCE S R. Appointment overbooking in health

[64] QI J. Mitigating delays and unfairness in appointment systems [J]. Management Science, 2017, 63 (2): 566 - 583.

[65] 张文思, 李金林, 冉伦, 等. 基于异质患者行为特征的动态门诊预约策略 [J]. 系统工程, 2017, 35 (11): 143 - 152.

[66] 曹萍萍, 唐加福. 多医生环境考虑患者爽约的门诊预约决策方法 [J]. 系统工程理论与实践, 2017, 37 (4): 928 - 936.

[67] HARRIS S L, MAY J H, VARGAS L G, et al. The effect of cancelled appointments on outpatient clinic operations [J]. European Journal of Operational Research, 2020, 284 (3): 847 - 860.

[68] PARIZI M S, GHATE A. Multi - class, multi - resource advance scheduling with no - shows, cancellations and overbooking [J]. Computers & Operations Research, 2015, 67 (C): 90 - 101.

[69] GALLUCCI G, SWARTZ W, HACKERMAN F. Impact of the wait for an initial appointment on the rate of kept appointments at a mental health center [J]. Psychiatric Services, 2005, 56 (56): 344 - 346.

[70] WANG W - Y, GUPTA D. Adaptive appointment systems with patient preferences [J]. Manufacturing & Service Operations Management, 2011, 13 (3): 373 - 389.

[71] SAMORANI M, LA GANGA L R. Outpatient appointment scheduling given individual day - dependent no - show predictions [J]. European Journal of Operational Research, 2015, 240 (1): 245 - 257.

[72] HO C - J, LAU H - S. Evaluating the impact of operating conditions on the performance of appointment scheduling rules in service systems [J]. European Journal of Operational Research, 1999, 112: 542 - 553.

[73] LIU N, ZIYA S. Panel size and overbooking decisions for appointment - based services under patient no - shows [J]. Production and Operations Management, 2014, 23 (12): 2209 - 2223.

[74] LEE S J, HEIM G R, SRISKANDARAJAH C, et al. Outpatient appointment block scheduling under patient heterogeneity and patient no -

shows [J]. Production & Operations Management, 2018, 27 (1): 28 - 48.

[75] 张文思, 李金林, 冉伦, 等. 随机服务时间下异质患者门诊预约调度优化 [J]. 运筹与管理, 2020, 29 (05): 26 - 36.

[76] CHAKRABORTY S, MUTHURAMAN K, LAWLEY M. Sequential clinical scheduling with patient no - shows and general service time distributions [J]. IIE Transactions, 2010, 42 (5): 354 - 366.

[77] KONG Q, LEE C - Y, TEO C - P, et al. Scheduling arrivals to a stochastic service delivery system using copositive cones [J]. Operations Research, 2013, 61 (3): 711 - 726.

[78] BEGEN M A, LEVI R, QUEYRANNE M. Technical note——a sampling - based approach to appointment scheduling [J]. Operations Research, 2012, 60 (3): 675 - 681.

[79] MERCER A. A queueing problem in which the arrival times of customers are scheduled [J]. Journal of the Royal Statistical Society, 1960, 11 (4): 108 - 113.

[80] MERCER A. Queues with scheduled arrivals: a correction, simplification and extension [J]. Journal of the Royal Statistical Society, 1973, 35 (1): 104 - 116.

[81] SAMORANI M, GANGULY S. Optimal sequencing of unpunctual patients in high - service - level clinics [J]. Production and Operations Management, 2016, 25 (2): 330 - 346.

[82] ZHU H, CHEN Y, LEUNG E, et al. Outpatient appointment scheduling with unpunctual patients [J]. International Journal of Production Research, 2018, 56 (5): 1982 - 2002.

[83] PAN X, GENG N, XIE X. Appointment scheduling and real - time sequencing strategies for patient unpunctuality [J]. European Journal of Operational Research, 2021, 295 (1): 246 - 260.

[84] FELDMAN J, LIU N, TOPALOGLU H, et al. Appointment scheduling under patient preference and no - show behavior [J]. Operations Research, 2014, 62 (4): 794 - 811.

[85] YAN C, TANG J, JIANG B, et al. Sequential appointment scheduling considering patient choice and service fairness [J]. International Journal of Production Research, 2015, 53 (24): 7376-7395.

[86] WANG J, FUNG R Y. Adaptive dynamic programming algorithms for sequential appointment scheduling with patient preferences [J]. Artificial Intelligence in Medicine, 2015, 63 (1): 33-40.

[87] 梁峰, 邓博文. 基于累积前景理论的门诊预约调度优化方法研究 [J]. 工业工程与管理, 2021, 26 (04): 186-194.

[88] HUANG Y, VERDUZCO Z. Appointment template redesign in a women's health clinic using clinical constraints to improve service quality and efficiency [J]. Applied Clinic Informatics, 2015, 6 (02): 271-287.

[89] KLASSEN K J, YOOGALINGAM R. Appointment system design with interruptions and physician lateness [J]. International Journal of Operations & Production Management, 2013, 33 (4): 394-414.

[90] LUO J, KULKARNI V G, ZIYA S. Appointment scheduling under patient no-shows and service interruptions [J]. Manufacturing & Service Operations Management, 2012, 14 (4): 670-684.

[91] 曹萍萍. 考虑患者行为因素的混合型门诊预约策略研究 [D]. 沈阳: 东北大学, 2014.

[92] JANSSON B. Choosing a good appointment system: a study of queues of the type (D, M, 1) [J]. Operations Research, 1966, 14 (2): 292-312.

[93] SORIANO A. Comparison of two scheduling systems [J]. Operations Research, 1966, 14 (3): 388-397.

[94] BRAHIMI M, WORTHINGTON D J. The finite capacity multi-server queue with inhomogeneous arrival rate and discrete service time distribution—and its application to continuous service time problems [J]. European Journal of Operational Research, 1991, 50 (3): 310-324.

[95] PEGDEN C D, ROSENSHINE M. Scheduling arrivals to queues [J]. Computers & Operations Research, 1990, 17 (4): 343-348.

[96] LIU L, LIU X. Dynamic and static job allocation for multi-server systems [J]. IIE Transactions, 1998, 30 (9): 845-854.

[97] LUO J, KULKARNI V G, ZIYA S. A Tandem queueing model for an appointment – based service system [J]. Queueing Systems, 2014, 79 (1): 53 – 85.

[98] 彭迎春, 董斯彬, 常文虎. 运用排队论模型测量医院门诊流程效率 [J]. 中华医院管理杂志, 2005, 21 (12): 806 – 809.

[99] 韩新焕, 朱萌纡, 吴静. 医院管理系统中排队模型的优化决策分析 [J]. 数理医药学杂志, 2008, 21 (1): 16 – 18.

[100] 卢林发, 牛瑛. 一种优化的预约排队算法分析及实现 [J]. 现代医院, 2009, 9 (11): 92 – 96.

[101] HO C – J, LAU H – S. Minimizing total cost in scheduling outpatient appointments [J]. Management Science, 1992, 38 (12): 1750 – 1764.

[102] SCIOMACHEN A, CHAKRABARTI P P, PATRA A. Simulation models for optimal schedules of operating theatres [J]. Nber Chapters, 2005, 6 (12): 39 – 122.

[103] GLOWACKA K J, HENRY R M, MAY J H. A hybrid data mining/simulation approach for modelling outpatient no – shows in clinic scheduling [J]. Journal of the Operational Research Society, 2009, 60 (8): 1056 – 1068.

[104] WHITE DL, FROEHLE CM, KLASSEN K J. The effect of integrated scheduling and capacity policies on clinical efficiency [J]. Production & Operations Management, 2011, 20 (3): 442 – 455.

[105] LIN J, MUTHURAMAN K, LAWLEY M. Optimal and approximate algorithms for sequential clinical scheduling with no – shows [J]. IIE Transactions on Healthcare Systems Engineering, 2011, 1 (1): 20 – 36.

[106] SCHÜTZ H – J, KOLISCH R. Approximate dynamic programming for capacity allocation in the service industry [J]. European Journal of Operational Research, 2012, 218 (1): 239 – 250.

[107] BALLARD S M, KUHL M E. The use of simulation to determine maximum capacity in the surgical suite operating room [C]//Proceedings of the 2006 Winter Simulation Conference. IEEE, 2006: 433 – 438.

[108] BAUMGART A, ZOELLER A, DENZ C, et al. Using computer

[108] simulation in operating room management: impacts on process engineering and performance [C]//40th Annual Hawaii International Conference on System Sciences. IEEE, 2007: 131.

[109] BOWERS J, MOULD G. Managing uncertainty in orthopaedic trauma theatres [J]. European Journal of Operational Research, 2004, 154 (3): 599 – 608.

[110] BOWERS J, MOULD G. Ambulatory care and orthopaedic capacity planning [J]. Health Care Management Science, 2005, 8 (1): 41 – 47.

[111] WULLINK G, HOUDENHOVEN M V, HANS E W, et al. Closing emergency operating rooms improves efficiency [J]. Journal of Medical Systems, 2007, 31 (6): 543 – 546.

[112] LEBOWITZ P. Schedule the short procedure first to improve OR efficiency [J]. Aorn Journal, 2003, 78 (4): 657 – 659.

[113] LAMIRI M, XIE X, DOLGUI A, et al. A stochastic model for operating room planning with elective and emergency demand for surgery [J]. European Journal of Operational Research, 2008, 185 (3): 1026 – 1037.

[114] ZHANG Z, XIE X. Simulation – based optimization for surgery appointment scheduling of multiple operating rooms [J]. IIE Transactions, 2015, 47 (9): 998 – 1012.

[115] DENTON B T, RAHMAN A S, NELSON H, et al. Simulation of a multiple operating room surgical suite [C] //Proceedings of the 2006 Winter Simulation Conference. IEEE, 2006: 414 – 424.

[116] HANS E, WULLINK G, HOUDENHOVEN M V, et al. Robust surgery loading [J]. European Journal of Operational Research, 2008, 185 (3): 1038 – 1050.

[117] 孙庆文, 王志勇, 江键, 等. 分时段预约挂号模式下门诊候诊排队系统仿真研究 [J]. 中华医院管理杂志, 2012, 28 (7): 510 – 513.

[118] 张政, 谢晓岚, 耿娜. 多目标优化下的手术室分派调度问题 [J]. 上海交通大学学报, 2012, 46 (12): 1983 – 1988.

[119] VENKATARAMU R Y. A revenue management framework for appointment

allocation in rehabilitation outpatient clinics [D]. Wichita State University, 2005.

[120] GREEN L V, SAVIN S. Reducing delays for medical appointments: a queueing approach [J]. Operations Research, 2008, 56 (6): 1526 - 1538.

[121] RATCLIFFE A, GILLAND W, MARUCHECK A. Revenue management for outpatient appointments: joint capacity control and overbooking with class - dependent no - shows [J]. Flexible Services and Manufacturing Journal, 2012, 24 (4): 516 - 548.

[122] 梁峰,徐苹. 基于 MDP 和动态规划的医疗检查预约调度优化方法研究 [J]. 运筹与管理, 2020, 29 (05): 17 - 25.

[123] GUY R, HOCKING J, WAND H, et al. How effective are short message service reminders at increasing clinic attendance? a meta - analysis and systematic review [J]. Health Services Research, 2012, 47 (2): 614 - 632.

[124] GERAGHTY M, GLYNN F, KINSELLA M A J. Patient mobile telephone 'text' reminder: a novel way to reduce non - attendance at the ENT out - patient clinic [J]. Journal of Laryngology & Otology, 2008, 122 (3): 296 - 298.

[125] 刘阳,耿娜. 面向多检查的门诊患者调度研究 [J]. 运筹与管理, 2017, 26 (9): 78 - 87.

[126] LU Y, XIE X, JIANG Z. Dynamic appointment scheduling with wait - dependent abandonment [J]. European Journal of Operational Research, 2018, 265 (3): 975 - 984.

[127] 陈超,朱岩,朱涛,等. 能力分配模型在中国社区医院病房管理中的应用 [J]. 清华大学学报（自然科学版）, 2010, (6): 961 - 964.

[128] 罗太波,罗利,刘姿. 基于收益管理方法的医院门诊预约挂号优化模型 [J]. 系统工程, 2011, 29 (9): 78 - 84.

[129] 曹萍萍,唐加福. 考虑存在取消预约情形的门诊预约能力分配策略 [J]. 运筹与管理, 2014, 23 (2): 250 - 257.

[130] 曹萍萍,唐加福,姜博文. 多个医生环境下考虑取消预约的门诊预约

策略 [J]. 系统工程学报, 2015, 30 (5): 607-618.

[131] Weiss EN. Models for determining estimated start times and case orderings in hospital operating rooms [J]. IIE Transactions, 1990, 22 (2): 143-150.

[132] GREEN L V, SAVIN S, WANG B. Managing patient service in a diagnostic medical facility [J]. Operations Research, 2006, 54 (1): 11-25.

[133] CAYIRLI T, YANG K K, QUEK S A. A universal appointment rule in the presence of no-shows and walk-ins [J]. Production and Operations Management, 2012, 21 (4): 682-697.

[134] TRUONG V-A. Optimal advance scheduling [J]. Management Science, 2015, 61 (7): 1584-1597.

[135] YUAN B, LIU R, JIANG Z. A branch-and-price algorithm for the home health care scheduling and routing problem with stochastic service times and skill requirements [J]. International Journal of Production Research, 2015, 53 (24): 7450-7464.

[136] KIM S, PASUPATHY R, HENDERSON S G. A guide to sample average approximation [M] //Handbook of Simulation Optimization. Springer, New York, 2015: 207-243.

[137] QU X, PENG Y, SHI J, et al. A MDP model for walk-in patient admission management in primary care clinics [J]. International Journal of Production Economics, 2015, 168: 303-320.

[138] SAREMI A, JULA P, ELMEKKAWY T, et al. Appointment scheduling of outpatient surgical services in a multistage operating room department [J]. International Journal of Production Economics, 2013, 141 (2): 646-658.

[139] AZADEH A, BAGHERSAD M, FARAHANI M H, et al. Semi-online patient scheduling in pathology laboratories [J]. Artificial Intelligence in Medicine, 2015, 64 (3): 217-226.

[140] MITTAL S, STILLER S. Robust appointment scheduling [C]//LIPIcs - Leibniz International Proceedings in Informatics. Schloss Dagstuhl-

Leibniz – Zentrum fuer Informatik, 2014, 28: 356 – 370.

[141] MENG F, QI J, ZHANG M, et al. A robust optimization model for managing elective admission in a public hospital [J]. Operations Research, 2015, 63 (6): 1452 – 1467.

[142] ZHANG M. Robust optimization with applications in healthcare operations management [D]. National University of Singapore, 2014.

[143] ZHANG H. Distributionally robust optimization models and process mining in healthcare systems [D]. Northwestern University, 2014.

[144] CAYIRLI T, VERAL E, ROSEN H. Designing appointment scheduling systems for ambulatory care services [J]. Health Care Management Science, 2006, 9 (1): 47 – 58.

[145] 江其玟. 我国公立医院医疗服务收益管理体系构建 [M]. 南京: 东南大学出版社, 2012.

[146] SHAKED M, SHANTHIKUMAR J G. Stochastic orders and their applications [M]. Academic Press, 1994.

[147] LIPPMAN S A. Applying a new service in the optimization of exponential queuing systems [J]. Operations Research, 1975, 23 (4): 687 – 710.

[148] BELOBABA P P. OR practice—application of a probabilistic decision model to airline seat inventory control [J]. Operations Research, 1989, 37 (2): 183 – 197.

[149] 肖鑫, 傅效群, 唐磊, 等. 医院门诊候诊时间量化分析和研究 [J]. 中国医药, 2014, 9 (8): 1225 – 1227.

[150] HUANG Y, HANAUER D. Patient no – show predictive model development using multiple data sources for an effective overbooking approach [J]. Applied Clinical Informatics, 2014, 5 (3): 836 – 860.

[151] 胡媛, 金文忠, 陆耀, 等. 口腔科复诊患者分时段预约诊疗服务序列优化算法 [J]. 上海口腔医学, 2015, 24 (6): 712 – 715.

[152] 闫勇, 侯生才, 仇纯荣, 等. 深入研究预约挂号的服务要素切实提高门诊医疗服务水平 [J]. 中国医院, 2011, 15 (4): 7 – 9.

[153] ZACHARIAS C, PINEDO M. Managing customer arrivals in service systems with multiple identical servers [J]. M&Som – Manufacturing &

Service Operations Management, 2017, 19 (4): 639 –656.

[154] ROBINSON L W, CHEN R R. A comparison of traditional and open – access policies for appointment scheduling [J]. Manufacturing & Service Operations Management, 2010, 12 (2): 330 –346.

[155] DENTON B, VIAPIANO J, VOGL A. Optimization of surgery sequencing and scheduling decisions under uncertainty [J]. Health Care Management Science, 2007, 10 (1): 13 –24.

[156] WHITE M B, PIKE M. Appointment systems in out – patients' clinics and the effect of patients' unpunctuality [J]. Medical Care, 1964: 133 –145.

[157] TAI G, WILLIAMS P. Optimization of scheduling patient appointments in clinics using a novel modelling technique of patient arrival [J]. Computer Methods and Programs in Biomedicine, 2012, 108 (2): 467 –476.

[158] KULKARNI V G. Modeling and analysis of stochastic systems [M]. CRC Press, 2009.

[159] STEIN W E, CÔTÉ M J. Scheduling arrivals to a queue [J]. Computers & Operations Research, 1994, 21 (6): 607 –614.